"BLACK SWAN" AND "GREY RHINOCEROS"

FACING THE CHALLENGES
OF MEDICAL QUALITY AND PATIENT SAFETY

"黑天鹅"与"灰犀牛"

——应对医疗质量与患者安全挑战

韩 磊 著

复旦大学出版社

图书在版编目(CIP)数据

"黑天鹅"与"灰犀牛"：应对医疗质量与患者安全挑战/韩磊著.—上海：复旦大学出版社，
2022.6
ISBN 978-7-309-15610-2

Ⅰ.①黑…　Ⅱ.①韩…　Ⅲ.①医疗质量管理—研究②病人—安全管理　Ⅳ.①R197.323.4
②R197.323.2

中国版本图书馆 CIP 数据核字(2021)第 066328 号

"黑天鹅"与"灰犀牛"：应对医疗质量与患者安全挑战
韩　磊　著
责任编辑/江黎涵

复旦大学出版社有限公司出版发行
上海市国权路 579 号　邮编：200433
网址：fupnet@ fudanpress.com　http://www.fudanpress.com
门市零售：86-21-65102580　　　团体订购：86-21-65104505
出版部电话：86-21-65642845
上海丽佳制版印刷有限公司

开本 787×1092　1/16　印张 11.75　字数 205 千
2022 年 6 月第 1 版第 1 次印刷
印数 1—11 000

ISBN 978-7-309-15610-2/R·1870
定价：78.00 元

对临床医务人员和医疗管理者而言，医疗质量和患者安全是不可回避、也不能回避的话题。无论是出于对自身医疗工作的改进和精益求精，还是来自外部（诸如科室、医院、行业或行政主管部门）的管理要求，医疗质量管理和患者安全活动越来越被广泛接受，形式越来越多样，带给患者的健康收益也越来越显著。

然而，一直以来困扰质量管理的问题广泛表现在两个方面。一方面，由于临床医务人员面临巨大的工作负荷和晋升压力，对医疗质量和患者安全问题没有充足的时间做深入思考，疲于应对各种各样的医疗文书及管理活动，这是一种被动的状态。比如，医疗质量管理要求所有手术患者要做充分的术前评估，管理者却经常发现进入手术室的患者其术前评估表一片空白。到底做没做评估？评估的结果怎样？患者面临怎样的手术风险？管理者出于为患者安全考虑而判定的行为约束，却被更多的外科医师忽略，甚至抱怨其占用了本就繁多的临床工作的时间。另一方面，医疗管理者的工作强度仍然非常大，但很多时候收效甚微，有时甚至被看作临床医务人员的对立面。就像美国经济学家加尔布雷斯提出的"邮局社会主义概念"里的邮差，看似事无巨细、勤勤恳恳，内心却缺乏真正意义上的现代化事业和公共服务精神。故虽然终日如邮局职员一样忙碌，意义却仅仅在于将一切公共事务"收纳"起来，分类陈列，实际执行效果和收益率近乎原地踏步。

造成这两个问题的原因有很多，比如医师的教育及成长过程中并没有真正接触过"医疗质量与患者安全"的概念，对其认知仅停留在"我做错了什么及他做错了什么"的阶段，即医疗安全不良事件或一件件投诉纠纷所反映出的问题就是质量的概念，这也是最被接受的。因此，管理者对提升医疗质量的种种强调和要求被普遍看成是说教，甚至效果远远比不上案例分析带来的教育或警醒，这也是院内的质量分析会或医疗纠纷讲评比周会上的质量管理要求部署会更受欢迎的原因。对医疗管理者而言，尽管接触医疗质量与患者安全的概念更早，对其内涵、意义的理解更深入，却往往容易因规章制度过多而加剧质量活动繁琐化、机械化。

古希腊哲学家亚里士多德将"法治"解释为两重含义：已成立的法律获得普遍的服从；大家所服从的法律本身是制定良好的法律。我们也不妨回过头来看看，目前医疗质量与患者安全管理活动是否是针对医院自身特点和现状的，是否能够得到普遍的服从，如果没有，那么收效就肯定不好，就要不断地改进，而持续改进、PDCA循证不就是质量管理的精髓所在吗？

正因为大家厌烦了说教式的质量管理，如果能将其作为一个故事娓娓道来，想必是更受欢迎的。当我初看书稿时，"黑天鹅与灰犀牛"这个比喻就立刻使我产生了浓厚的兴趣。作为一名年轻的医院管理者，笔者对于质量管理与患者安全是用心的，甚至是用情的，因为有情，能在字里行间感受到他的呐喊，那种迫切地想让大家更加关注和努力提升质量与安全的心情。因为有心，能感受到他通篇都尝试在用一种轻松的方式把他的观点和感受展现出来，而不至于沦为一本束之高阁的教科书。

英国哲学家罗素曾说："人为什么多愁善感呢？因为你没有付诸行动，你不要再谈哲学，不要再谈研究什么东西，你要做个行动派。"面对医疗质量与患者安全的种种"黑天鹅与灰犀牛"，你一直跑、一直跑，但这样是没用的，你不能一直用后背对着它，你要勇敢地转过身去，才能看清楚它的本来面目。让我们正视"黑天鹅与灰犀牛"，做个行动派，拥抱医疗质量与患者安全更好的明天。

李静

海军军医大学第一附属医院原院长

2021年5月30日

公立医院高质量发展，医疗质量与患者安全是根基。从事医疗质量管理工作很长一段时间以后，我开始思考一个问题：从业者该如何从容应对临床诊疗中可能出现的大概率或小概率风险。站在说教的角度，即便是苦口婆心，态度恳切，也常常会引起临床医师的反感，"你说的我都知道，毋需多言。"如果把发生在身边的质量事件作为案例分享，所引起的触动与反思也不会超过 3 天。因此，如何系统性地、友好地、非说教式地讲述医疗质量与患者安全，从而引起医务人员发自内心的共鸣，甚至还能在繁忙的医疗工作之余花心思去思考和琢磨，是我一直以来的追求。

因为这个追求，我会主动去关注国内外有关患者安全的最新动态，包括一些很不错的微信公众号，也会时不时的在学习的同时写一些心得笔记，作为管理者也会经常在全院大周会上讲评医疗质量并分析患者安全事件，并根据质量管理要求和医院现状，制定符合医院实际的规章制度。 2016 年的一次全院医疗质量分析中，我引用"黑天鹅"与"灰犀牛"的概念，得到一致好评，台下的很多专家教授甚至主动发信息夸奖我讲得新颖又有深度。从那时起，我便萌生出写一本书的想法，这不是一本教科书，更像是一本随笔集，分享我对医疗质量与患者安全管理的一些看法、体会和案例，哪怕看见本书的医务工作者能随手翻上几页，我也欣慰之至。

时至今日，本书终于出版，全书共分为三个章节，第一章从医疗质量与患者安全不断完善和丰富的概念入手，探讨医疗质量与患者安全管理理念的诞生、发展与演变，分析了不同人群对医疗质量和患者安全的认识和了解，以及发展至今质量管理活动的工具、方法、目标与重点。第二章以当今危机管理中"黑天鹅"与"灰犀牛"的视角，将管理活动中接触的真实质量事件一一归类呈现，试图擦亮患者安全的"后视镜"。第三章围绕如何应对"黑天鹅"与"灰犀牛"事件，从组织系统的建立到安全文化的营造，从关键环节的管理到创新手段的应用，将管理的趋势与日常的实践相结合，展示出一名医疗管理者对医疗质量与患者安全这一历久弥新的话题的思考与实践。

《三体》作者刘慈欣有一句名言："弱小和无知不是生存的障碍，傲慢才是。"如果把医疗质量和患者安全风险比作"黑天鹅"与"灰犀牛"，为了逃避它们，我们一直跑，一直跑，但有的时候，我们如果转过身来，看清它的本来面目，可能能够更好地应对。

韩磊

2022 年 3 月 20 日

2 "黑天鹅"与"灰犀牛"——危机无处不在 ……………………… 059

003

1

医疗质量与患者安全：过去与现在

1.1　我们有理由自豪

自 1978 年《阿拉木图宣言》发表以来，各国政府都尽己所能，努力为民众提供优质的医疗服务，并力争在 2000 年实现全民拥有健康保健的目标。在当时，世界卫生组织（World Health Organization，WHO）的 185 个会员国中，几乎所有的国家元首或政府首脑都对该目标的实现做出了政治承诺。时任国务院总理李鹏和国家主席杨尚昆也分别于 1988 年和 1991 年对该目标做出了承诺。但这并不是一件容易的事情，因为它既要实现全民拥有医疗保健，也要保证保健的质量，以及不会对财政造成过大的压力。

《柳叶刀》（*The Lancet*）杂志、《新英格兰医学杂志》（*The New England Journal of Medicine*，*NEJM*）和《美国医学会杂志》（*The Journal of the American Medical Association*，*JAMA*》一起并列为世界最顶尖的三大临床医学研究学术期刊，除了发表具有原创性的重大临床研究成果，也会涉及医疗保健服务的政策及健康促进相关内容。2018 年 5 月，《柳叶刀》杂志发表论文，对全世界 195 个国家和地区 1990—2016 年的医疗服务可及性及医疗服务质量指标（health care access and quality，HAQ）进行了分析（Measuring performance on the Healthcare Access and Quality Index for 195 countries and territories and selected subnational locations：a systematic analysis from the Global Burden of Disease Study 2016）。因为杂志的权威性，该成果在全球引起了广泛关注，成为各国衡量本国卫生水平及发展成就的重要参考，同时也是对《阿拉木图宣言》发表 40 年后全球卫生改进工作的一次全面评估。

HAQ 指数体现了各国疾病、伤害和风险因素负担，包括 32 项评估指标，分值为 0～100 分。分数越高说明医疗质量及可及性越高。其研究显示，1990—2015 年，中国 HAQ 指数由 49.5 分提高至 74.2 分（2015 年全球平均分为 53.7 分），排名从第 110 位上升至第 60 位。到 2016 年，我国 HAQ 指数排名进一步提升，从第 60 位上升至第 48 位，是中等社会人口学指数（socio-demographic index，SDI）国家中进步最大的国家之一，医疗服务能力与医疗质量水平提升的成绩得到了国际社会的广泛认可。

2016 年，我国卫生费用总额创新高，达到 7 000 亿美元，但它占国内生产总值（gross domestic product，GDP）的比重仍然很小，仅为 6.2%，在全球排位百名左右。我们敬仰袁隆平，因为他的杂交水稻技术使中国用仅占全世界 7% 的耕地养活了全世界 21% 的人口。作为医务人员，我们也有理由自豪，因为我们用人均不到 500 美元的卫生费用支出，走出了一条以较低投入覆盖较多人口的卫生与健康发展之路。

在自豪的同时，我们也要保持清醒。虽然进步巨大，但我们与全球 HAQ 指数排名靠前的国家仍有较大差距（全球第一的冰岛 97.1 分，亚洲第一的日本 94 分），国内不同省份卫生资源投入及医疗质量不平衡的现象仍旧突出（北京 91.5 分，西藏自治区 48 分）。

尽管各地卫生发展水平不均衡，尽管我们在卫生改革的道路上还存在各种艰难险阻，尽管时常还会出现引起舆论广泛关注的医疗质量事件，但瑕不掩瑜，我们都应为今天所取得的成就感到自豪。本书探讨医疗质量与患者安全问题，就是希望我们能够更好地改进医疗服务工作，让人们享受到的不仅是《阿拉木图宣言》提出的初级健康保健服务，而且还是高水平的、值得信赖的医疗服务。

1.2 从教科书到 JCAHO，关于医疗质量的不同定义

如果你是患者，什么会影响你对医院的选择？如果在同一个医院，又是什么会影响你从众多的医师中选出你最信赖的？除了名气、费用及便捷程度，最关键的影响因素恐怕就是质量。这和我们挑选一件商品或选择一项服务是一样的。因为医疗本身就是一种服务，所以质量是医疗服务最重要的衡量指标之一。也只有认同了医疗质量对医院、科室、医务人员发展或评价的重要性，你也才会继续看下去，而不是把本书翻两页就随手扔掉。

但是，对于医疗质量的界定，不同群体理解的侧重点是不一样的。临床医师会认为，患者经过我的诊治，消除了痛苦，延长了生命，改善了生活质量，那么我的医疗质量就是好的。医院管理者认为，医疗差错、医疗投诉、医疗纠纷发生率较低，那么这个科室或医师的医疗质量就是好的。

我想这些都没错。以上的看法确实代表了大部分从业者对医疗质量的理解。但是这并不足够。马克思在《资本论》中说："金银天然不是货币，但货币天然是金银。"类似地，治疗结果好是质量，但质量并不仅仅是治疗结果好。

1.2.1 医疗质量的定义

在人民卫生出版社出版的《医院管理学》这本教科书中，医疗质量的定义为：医疗服务过程、诊疗技术效果以及生活服务满足患者预期康复标准的程度。

美国医疗机构联合评审委员会（Joint Commission on Accreditation of Health care Organization，JACHO）是医疗质量的专业评鉴机构，它对医疗质

量的定义为：面向个人或人群，并与当前专业知识相一致的医疗服务增加理想健康结果的可能程度。

2016 年 11 月 1 日，我国正式施行《医疗质量管理办法》，在该办法中对医疗质量也有定义：医疗质量是指在现有医疗技术水平及能力、条件下，医疗机构及其医务人员在临床诊断及治疗过程中，按照职业道德及诊疗规范要求，给予患者医疗照顾的程度。

因此，不管是哪种定义，医疗质量都是一个系统的概念，绝不仅仅是治疗结果本身。而我们对医疗质量的概念看似已经掌握，实则片面，这主要有两方面因素：①可能并未真正地从教科书或专业组织中了解医疗质量的概念。从大学本科开始，临床医学相关专业的学生大概都不会接触到"医疗质量"这一概念。它只存在于"卫生事业管理"专业的《医学管理学》教材中。尽管国家出台专门法规对医疗质量管理进行规范，但又有多少人关注和学习？②医疗卫生发展水平的不同决定了相应时代背景下对质量定义的差异。这就像马斯洛需求分层理论，人们只有实现生理需求（physiological needs）、安全需求（safety needs）后，才会去追求爱和归属感（love and belonging）、尊重（esteem）和自我实现（self-actualization）。在医疗资源还不充足、患者对安全体系还不足以充分信赖的时候，医疗质量中首要的追求当然是安全，也就是较好的治疗结果及较少的缺陷发生。只有当温饱问题解决了，才会追求情感享受。所以，只有当患者安全得到充分保障之后，才会向医疗质量的更高阶奋斗。

1.2.2 更高阶的医疗质量

思来想去，还是觉得 JCAHO 对医疗质量的定义中，"理想健康结果"这个词语用得好。实现"理想健康结果"就是医疗质量的更高阶，因为它已不局限于医疗服务有效性本身了，而是扩展为对患者多元价值观和需求的尊重。

曾有一本书在医疗管理界红极一时，即《向世界最好的医院学管理》。其中令人印象最深的莫过于梅奥医学中心（Mayo Clinic）最著名的"以患者为中心"这一理念。笔者认为更高阶的医疗质量大概是围绕这些路径的：①就医途径；②尊重患者的价值观和偏好；③沟通和患者教育；④医疗服务的协调；⑤情感及心理上的支持；⑥生理上舒适感的支持；⑦家人和朋友的参与；⑧出院和后续治疗转换的准备。

1.3 横看成岭侧成峰——医疗质量的患者视角

莎士比亚曾说："一千个读者就有一千个哈姆雷特（There are a thousand Hamlet in a thousand people's eyes）。"早于莎士比亚500年的宋代文豪苏轼在《题西林壁》中写道："横看成岭侧成峰，远近高低各不同。"从哲学角度来讲，它们都包含两层意思：①人的立场不同，对同一事物的看法也会不同；②由于历史条件的限制，每个时期人们对客观事物的认识总是有局限的。

对医疗质量的看法也一样，上一节谈到了更为广泛的医疗质量内涵，但这仍旧是作为医疗服务提供方的看法，站在患者角度，却可能有不一样的视角。患者的就医体验及对医疗质量的评价也影响着医疗机构资源的获取和排名。比如，美国医疗保险部门近几年就推出了"基于价值的采购计划"（value-based purchasing，VBP），患者就医体验和评价是三大关键因素之一，占决定医院支付总分的30%。另外两个关键因素是"临床医护过程"和"医疗结果"。评价患者的就医体验并不是一件容易的事情，要把评价结果与医疗保险支付挂钩更是难上加难。

国内大部分医院通过开展满意度调查来衡量患者的就医体验，其数据不仅用于评价医护人员的服务质量，还可为医疗服务的持续改善提供参考。笔者所在的医院有一个耳熟能详的名词——"永芳调查"，用以致敬前医院质量办公室主任刘永芳在满意度调查方面的卓越贡献。卓越并不是指调查方法有多么创新和独特，而是在大家都普遍不重视患者就医体验的时候率先刀口向内，通过患者视角来改善医疗服务，并且保持着一以贯之的较真和坚定的决心。随着满意度调查在各大医院的推广，越来越多的管理者也逐渐转变理念，从重视满意度到更加重视不满意度。试想，400万门诊患者、12万住院患者的医疗机构，即使0.1%的不满意度，也有上千个"吐槽点"，而这也足够医院管理者忙上好一阵的。有的医院甚至自己聘请社会监督员，开展"啄木鸟"行动来寻找医疗服务中的堵点和质量管理中的难点，以提升医疗服务质量。

正所谓"萝卜白菜，各有所爱"，不同患者对自己接受的医疗服务也有一套复杂的信念和期望。这在传统的患者满意度测评中可能无法体现出来，但这套复杂的信念和期望也左右着他们如何选择合适的医疗机构就医。许多研究论文对"什么样的医疗质量才是患者眼中良好的医疗质量"进行过探讨。发表在《美国医疗质量杂志》上的一篇系统综述"Creating a patient-centered health care delivery system：a systematic review of health care quality from the patient perspective"对"我们如何站在患者视角理解医疗质量"有进一步的思考。这篇综述的结论如下。

（1）共有36篇论文对患者视角的医疗质量进行了研究，其中31篇发表于2005年之后。

（2）23篇论文基于美国的研究数据，印度、西班牙、瑞典各2篇，其他研究数据来源于土耳其、中国台湾地区等。

（3）患者视角的医疗质量界定很广泛。在患者眼中，沟通交流、医疗服务可及性、决策共享、医疗提供者的水平、就诊环境、患者宣教、电子病历、疼痛控制、出入院流程和疾病预防是排名前十的质量指标（图1-1）。

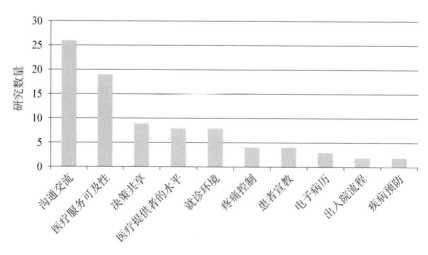

图1-1　发表于《美国医疗质量杂志》的研究结果——患者眼中的医疗质量

（4）26篇论文都提到良好的沟通是好的医疗质量的体现。良好的沟通主要包括医疗服务提供者的倾听能力、认真对待患者、表现出尊重和礼貌、清楚地解释病情和治疗方案、语言一致、较少的语言障碍、医患间良好的关系、医师与患者讨论的增多等。

恋人分手时常说"你根本不了解我"。在改进和提升医疗质量时，我们是否了解患者？是否站在患者的角度审视医疗质量？其实要我们做的并不多，以沟通为例，无非是改善我们工作时的思维习惯和谈话方式罢了。然而，这却是最难的，不是吗？

1.4 ISO9000 PK JCI: 质量管理体系的"白猫黑猫论"

"不管白猫黑猫，抓住老鼠就是好猫"，与之类似，对于医疗质量管理体系的选择，也应该以质量的改进效果为衡量依据，能适应医院生态特点的，对提升医疗质量、保障患者安全有促进作用的，就是好的。

随着改革开放的推进，国际先进管理理念逐渐被引入国内。医院管理者在借鉴国外先进管理体系推动医院正规、高效管理上持更加开放的态度，并意识到建设良好的医疗质量体系是质量管理的重要牵引。此后，国内各大医院着力于建立、完善内部质量管理体系，除参加医院等级评审之外，更多的是借鉴ISO9000国际质量管理体系和美国联合委员会国际部评审标准（joint commission international standard，JCI标准）。两者来源不同，侧重点也有差异，但都对推动医院特别是医疗质量的规范化管理起到了促进作用。

说到质量体系，不得不回顾质量管理的发展历史。

第一阶段：检验质量阶段（终端检验把关，全数检验）。20世纪初，机械化生产方式的出现代替了"手工作坊式生产"。美国管理学家弗雷德里克·泰勒在该阶段首创"计划""标准化""统一管理"3条质量管理原则。设立独立的检验机构，实施"终端检验制"。此时，"质量"的概念即"不出错"。尽管终端检验可以保证出厂质量，但无法在生产过程中起到预防和控制的作用，对于产生的很多废品无法补救，百分之百的检验更增加了管理成本。

第二阶段：统计质量阶段。20世纪20年代初，千军万马入市竞争，对经济效益的追逐让昔日的"以质量取胜"让位于"物美价廉"。此时，美国贝尔电话研究室工程师沃特·休哈特提出了"控制和预防缺陷理论"。其突出贡献是"休哈特控制图"，将质量管理范围由生产线的"终端"延展至生产过程中的诸工序，将全数检验改为抽样检测，根据样本及检测质量数据，经统计分析制成"控制图"，再用"控制图"对工序的加工质量进行监督控制。此时，"质量"的概念更多体现在"符合性"上。然而，过分强调统计学方法，使人们误以为"质量管理就是统计方法""质量管理是统计学家的事"，把质量的控制和管理局限在制造和检验部门。

第三阶段：全面质量管理阶段（total quality management，TQM）。20 世纪 50 年代以来，随着生产力的迅速发展和科学技术的日新月异，人们对产品的质量从注重产品的一般性能发展为注重产品的综合性能。比如耐用性、可靠性、安全性和经济性等。在管理理论上也有新的发展， 更加突出重视人的因素，强调依靠企业全体人员的努力来保证质量。随着"保护消费者利益"运动的兴起，企业之间市场竞争越来越激烈。在这种情况下，美国管理学家阿曼德·费根堡姆于 20 世纪 60 年代初提出全面质量管理的概念："为了能够在最经济的水平上，在充分满足顾客要求的条件下进行生产和提供服务，企业各部门在研究质量、维持质量和提高质量方面的活动构成一体的一种有效体系"（图 1-2）。

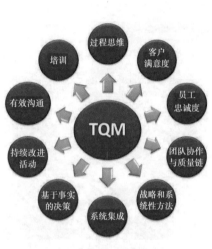

图 1-2 全面质量管理

全面质量管理的核心要义为"三全""四大支柱"与"五项原则"。"三全"指全员、全过程、全方位参与质量管理；"四柱"指质量标准化、质量教育、质量小组活动、质量管理循环（plan，do，check，act，PDCA）；"五项原则"指质量第一，人的因素第一，数据说话，预防为主、检查为辅，系统整体管理。

ISO9000 标准正是质量管理进入全面质量管理时代后出现的标准。国际标准化组织（International Organization for Standardization，ISO）总部位于瑞士日内瓦（图 1-3）。该组织于 1979 年开始制定质量管理的国际标准，于 1987年正式发布 ISO9000-9004 质量管理和质量保证系列标准，称为 1987 年版ISO9000 标准，是一组标准的统称。1987 年版标准从自我质量保证的角度出发，更多的是关注企业内部质量控制。1994 年，ISO 完成了第一次更新，增加了用户要求、法规要求、质量标记要求等。为了使 ISO9000 标准更加通用和简练，ISO 于 2000 年对标准进行了再次修订，出现了具有时代气息的变化，将"过程方法"的概念、"顾客需求"的考虑、"持续改进"的思想贯穿整个标准，把满足顾客要求的能力和程度体现在标准中。国内通过 ISO9000 认证的医疗机构参考的即是 2000 年版的标准。

陆军军医大学第一附属医院于 2004 年通过 ISO 认证，至今每年都会接受内审或外审。令人印象最深刻的莫过于"质量指标""程序文件"和"质量记录"这三大件。"质量指标是否达标""医院医、教、研、护、政工及后勤等各项工作程序文件是否完备""质量活动是否有记录"成了理解 ISO9000 标准的关键。

除 ISO9000 标准外，JCI 体系是另外一个常用的医院质量认证体系。浙江大学医学院附属邵逸夫医院、复旦大学附属华山医院等都通过 JCI 体系认证强化质量管理。JCI 是 JCAHO 的国际部（图 1 - 3），"JCI 医院评审指标"于 1997 年发布，并于 2002 年和 2007 年进行了两次修订。

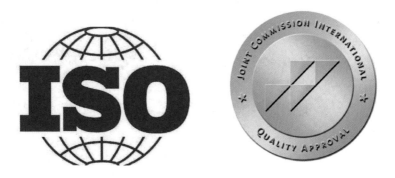

图 1 - 3　ISO 与 JCI 标识

"JCI 医院评审指标"分为上、下两个部分。第一部分主要回答 6 个问题：①看病放心吗（患者安全目标）；②能看什么病（医疗服务的可及性）；③看病效率如何（医疗护理服务的途径及连续性）；④我能得到尊重吗（患者及家属的权利）；⑤怎样看病（患者评估、药物管理和使用）；⑥我能获得相关知识吗（患者及家属的教育）。

第二部分为医疗服务机构的管理标准，要求管理者回答 4 个问题：①做什么（领导及管理）；②有能力做吗（员工资质和教育）；③怎么做（医院感染、设备、信息管理等）；④效果如何（质量改进与患者安全）。

一个源自工业而后被移植到医疗质量管理领域，一个专为医院质量管理而设计，ISO9000 标准与 JCI 体系有相同也有不同。它们都重视法规指导下的管理，都重视环节质量控制，都重视应用统计方法和信息化手段改进管理，都重视领导作用和部门协调分工。但它们在系统分类、管理理念、管理专业角度上存在差异。简而言之，一个重"事"（ISO9000 标准），一个重"人"（JCI 体系）。但不管怎样，只要坚持建设，质量总会不断提升。管它"白猫黑猫"，只要能提升质量、保障安全的，都是"好猫"。

1.5　医院评审：你的医院迎评了吗

　　2005 年起，为了克服"医疗服务市场化"带来的质量风险，卫生部在全国非营利性医院开展了一项为期 3 年的旨在提高医院医疗质量的"医院管理年"活动。目的是贯彻落实"以患者为中心，以医疗质量为核心"的理念，提升医院管理规范化水平。活动每年检查评比 1 次，2008 年验收，总分1 200 分。未达到 900 分者，降低医院等级。"医院管理年"活动是 1998 年国家第一周期医院评审暂停后，卫生行政部门自上而下的又一次管理革新。在国家医疗改革逐步深化、群众对医疗质量安全呼声日益高涨的大背景下，2009 年起，国家在"医院管理年"活动基础上，又启动了第二周期的医院评审工作。

　　医院评审是目前国际上盛行的一种医院管理评估制度，其目的是评估医院标准化建设水平，推动医疗服务持续改进，使其作为卫生规划和卫生资源配置的重要依据。医院评审也是促进和完善分级医疗服务体系，以及对医院服务水平和绩效进行排名的重要手段。早在 1913 年，美国外科协会就制定了"医院评审最低标准"，并在 1918 年启动了医院评审工作。1951 年，JCAHO 成立并开展医院评审，实施准入评价作为美国政府医疗保险和医疗救助定点的依据。日本于 1995 年 7 月正式成立医疗机构质量评价组织，并于 1997 年正式实施医院评审，评审结果与医疗质量保险结付相关联。英国的医疗评审称为星级评定，分设一星级、二星级、三星级，三星级最高，星级结果决定了医院资源配置和服务价格标准（表 1 - 1）。

　　1989 年 11 月，卫生部下发《关于实施医院分级管理的通知》及《综合医院分级管理条例试行草案》，正式开启了我国医院评审工作。1994 年，国务院颁布《医院机构管理条例》，明确"国家实行医疗机构评审制度"。1989—1998 年，全国共有 17 708 所医疗机构接受了医院评审（图 1 - 4）。

表 1-1　不同国家医院评审的主体情况

评审主体	国　　家
专业协会	美国、加拿大、澳大利亚、德国、荷兰、捷克
大学院系	南非、英国
自愿会员制协会	菲律宾
卫生服务慈善机构	英国
私立保险公司	德国、捷克
卫生行政部门	法国、意大利、荷兰、捷克

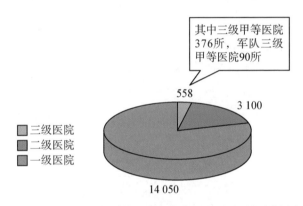

图 1-4　1989—1998 年（第一周期）全国 17 708 所医院评审统计

客观来说，第一周期的医院评审后，我国各级各类医疗机构的结构、功能、任务进一步明确，医院标准化管理日趋规范，社会、群众和患者对医院的认知度也有所提高。但同时，本轮评审也暴露出一些问题。比如，错误解读部分评审标准，盲目追求医院规模扩张和医疗设备完善；评审人员水平参差不齐，评审结果缺乏公平性；评审中存在的问题，评审后缺乏持续追踪和整改落实等。因此，卫生部于 1998 年 8 月正式下文叫停已进行 10 年的医院评审工作。

暂时的停止是为了更好地重启，就像第二轮评审的核心要义"持续改进"一样，我国的医院评审工作也以持续改进的姿态向前发展。

"医院管理年"活动开展后，在吸取第一周期评审中的经验教训，并借鉴国际 JCI 体系、ISO9000 标准的基础上，卫生部于 2005 年发布《医院管理评价指南（试行）》，并于 2009 年委托中国医院协会起草了《医院评价标准》。经过广泛的征求意见和论证修改，2011 年 4 月，卫生部正式颁布了《三级综合医院评审标准（2011 年版）》。2011 年 9 月，卫生部印发了《医院评价暂行办法》，要求各地根据辖区特点，遵循"内容只增不减、标准只升不降"的原则，组织开展辖区内医院等级评审。

2011 年版的标准共 7 章，第 1 章至第 6 章共 66 节 354 条标准，用于对三级综合医院进行实地评审，并用作医院自我评价与改进。第 7 章共 6 节 37 条监测指标，用于对三级综合医院的运行、医疗质量和安全指标进行监测与追踪评价。

在评审理念上，从重视医院硬件建设转向重视医疗服务系统性评价；在评审方法上，从原来的单一现场检查转为包括医改指标评价、日常质控评价、第三方满意度评价和现场追踪评价等在内的综合评审；在评审重点上，更加强调依法管理、科学管理、规范管理及执行力；在评审机制上，从原来评审的"一锤定音"，转向 4 年 1 个周期的动态评价，并强调持续改进。

成立专门的"迎评办公室"、发放"应知应会口袋书"、全院各处张贴宣传画……全国各大医院拉开了声势浩大的迎评活动。是活动也罢，是利用迎评促进医院规范化管理的自我革新也罢，2011 年的迎评活动，对医改进入攻坚期、医院管理转型重塑来说，都是一次重要的助推。

时至今日，很多评审要求已经固化成医院工作的日常，如患者入院时的疼痛/营养评估、急救绿色通道、临床"危急病"管理等。有些评审要求已不可避免地出现了回潮，如科室质量、团队活动记录等。但评审的核心理念"PDCA"却深入人心（图 1-5）。关于 PDCA，笔者将在之后章节进行探讨。

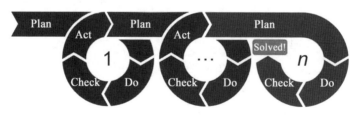

图 1-5　让 PDCA 转动起来

医疗质量管理的重要内容就是面对和处理各种质量缺陷，因为没有任何一个医疗系统可以保证不犯错误。但只要 PDCA 这个质量改进循环转动起来，"兵来将挡，水来土掩"，又何惧哉！只有一点，PDCA 是一个实证的闭环，是由"P""D""C""A" 4 个首字母组成，可千万不能只能做一个"P"（plan，计划）。

1.6 医疗质量监控指标

消费者物价指数（consumer price index，CPI）、生产者价格指数（producer price index，PPI）、社会消费品零售总额、采购经理指数等耳熟能详的指标是体现国家经济情况的常用指标，对政府宏观经济调控起着重要的分析和参考作用。在医疗质量管理中，并没有与宏观经济运行领域类似的、国际广泛接受和共用的指标。国家和地区不同、医疗机构类型和级别不同、学科专业不同等也决定了医疗质量监控指标的多样性。其中，国际医疗质量体系（international quality indicator project，IQIP）、中国医院医疗质量指标评价体系（Chinese medical quality indicator system，CHQIS）及《三级综合医院评审标准（2011年版）》第7章中所列举的监控指标是接受和应用程度比较高的医疗质量监控指标体系。

IQIP起始于1985年，由美国马里兰医院协会提出，用于医院内部临床服务质量的衡量及评价。1991年开始，美国以外的国家逐渐开始应用该指标系统。基于此，1997年，马里兰医院协会决定开发一套独立的系统来满足其他国家的需要，IQIP应运而生。经过20多年的发展，仅美国就有超过1100家医疗机构使用该指标体系，使用范围包括急症性医疗机构（如综合性医院）、长期性医疗机构（如疗养院、护理中心）、精神性医疗机构（如精神病院）和社区医疗保健机构（如社区医疗中心）。除美国外，全球有近60个国家和地区的超过2000家医疗机构使用IQIP收集和分析临床数据，用于医疗质量的改进。

与治愈率、好转率、病死率等传统终末质量指标不同，IQIP更加专注于具体疾病的治疗过程，即定期收集疾病全链条治疗过程中的相关数据，通过统计学的相关性和趋势性分析来发现质量问题，其益处不在数据本身，而是发现隐藏在数据背后的原因，从而提供管理思路。

IQIP 的许多指标能具体到病种，甚至能体现疾病的不同严重程度，能较真实地反映医疗质量状况（表 1-2）。如呼吸机相关肺炎发生率、慢性阻塞性肺疾病出院 15 天内非计划再住院率、美国麻醉协会（American Society of Anesthesiologists，ASA）于麻醉前根据患者体质和手术风险所划分的 6 类对应的围手术期病死率等。这些指标不仅可用于与其他医院做横向比较，也可通过趋势分析发现背后的质量问题。

表 1-2　IQIP 指标体系

一级指标	二级指标	三级指标
重症监护室（intensive care unit，ICU）相关	ICU 使用医疗器械所导致的医院感染发生率	按 ICU、医疗器械进行分类，共 15 项
	ICU 医疗器械使用天数	按 ICU、医疗器械进行分类，共 15 项
	非计划重返 ICU 发生率	按重返时间进行分类，共 4 项
	ICU 中镇静、镇痛药物使用率	按 ASA、病情、科室进行分类，共 70 项
手术相关	手术部位感染率	按手术种类、手术风险级别进行分类，共 20 项
	手术前预防性使用抗菌药物的时间	按手术种类、使用药物时间进行分类，共 18 项
	围手术期病死率	按 ASA 分类分别计算，共 6 项
	非计划重返手术室发生率	按术后重返的时间分类，共 3 项
患者安全相关	住院患者病死率	按疾病种类、抢救失败进行分类，共 12 项
	新生儿病死率	按新生儿体重、入院方式进行分类，共 8 项
	剖宫产率	按剖宫产不同情况进行分类，共 5 项
	因相同或相关疾病非计划再入院率	按疾病种类、入院时间进行分类，共 12 项
	门诊诊疗后非计划入院率	按检查项目、入院情况进行分类，共 7 项
	患者身体约束使用率	按身体约束持续时间、使用身体约束开始时间进行分类，共 17 项
	患者在医院跌倒的发生率及伤害程度	按跌倒发生率、伤害程度进行分级，共 10 项
	压疮发生率	按压疮程度及分期进行分类，共 5 项
	因相同或者相关疾病非计划重返急诊科发生率	按重返时间、重返结果进行分类，共 9 项

一级指标	二级指标	三级指标
服务流程相关	已挂号患者在急诊科的停留时间及处置	按停留时间、处理结果进行分类，共20项
	因X线检查报告错误或差异导致急诊患者调整诊疗的比例	1项
	已挂号患者未诊疗离开门诊的比例	1项
	已挂号患者取消当日门诊诊疗安排发生率	按取消原因、科室进行分类，共9项

　　关于中国的医疗质量监控指标体系，还要从"医院管理年"活动说起。随着活动深入开展，卫生部派出的各路检查团回京总结时发现，通过"病历抽查和主观判断"的评价方法根本无法发现医院的医疗质量问题。于是，有人提出：卫生部医院管理研究所是否可以设计一个类似"U盘"的东西，只要把这个"U盘"插入医院的信息系统，就可以全面了解医院的医疗质量情况。于是，卫生部医院管理研究所于2005年开始专项研究我国的医疗质量监控指标体系。

　　CHQIS作为研究结果于2010年正式发表，从无到有，再到越发完善，这个过程是艰辛的。由于我国传统质量检测指标过于陈旧，而且病种收治差异大，不同医院间并不具备良好的可比性。因此，在发现住院指标的"结构性缺陷"及评价方法的"主观性缺陷"后，CHQIS既选择了有代表性的国际先进指标（如诊断相关病死率、重返率等），也保留了适合中国国情的重要指标（如诊断符合率、甲级病案率等），最终形成了包括住院病死相关、非计划重返相关、不良事件相关3类11个一级指标和33个二级指标在内的质量监控指标体系（表1-3）。

表 1-3　CHQIS 指标体系

指标分类	一级指标	二 级 指 标
住院死亡相关	住院死亡率	新生儿住院死亡率
		根据出生体重四级分类新生儿住院死亡率
		根据出生体重四级分类直接入院新生儿住院死亡率
		根据出生体重四级分类转入院新生儿住院死亡率

续　表

指标分类	一级指标	二级指标
	手术死亡率	疾病诊断相关组手术死亡率
		关键手术死亡率
		围手术期总死亡率
		关键手术围手术期死亡率
		高死亡风险疾病诊断相关组手术死亡率
		低死亡风险疾病诊断相关组手术死亡率
		重返手术室总死亡率
		24 小时、48 小时、72 小时重返手术室死亡率
	疾病诊断相关组死亡率	高死亡风险疾病诊断相关组死亡率
		低死亡风险疾病诊断相关组死亡率
	关键病种死亡率	
	抢救失败率	疾病诊断相关组抢救失败率
		手术抢救失败率
		关键手术抢救失败率
		关键病种抢救失败率
非计划重返相关 不良事件相关	非计划重返手术室率	24 小时、48 小时、72 小时重返手术室发生率
	非计划重返 ICU 率	24 小时、48 小时、72 小时重返 ICU 发生率
	不良事件发生率	手术患者不良事件发生率
		疾病诊断相关组不良事件发生率
		关键病种不良事件发生率
		关键手术不良事件发生率
	医院感染率	ICU 中与使用呼吸机相关的肺部感染发生率
		ICU 中与使用中心静脉导管（central venous catheter，CVC）相关的血液感染发生率
		ICU 中与留置导尿管相关的泌尿系统感染发生率
		ICU 中与使用经外周静脉置入中心静脉导管（peripherally inserted central venous catheters，PICC）相关的血液感染发生率
	手术部位感染率	NNIS 风险指数 0 级、1 级、2 级、3 级手术部位感染率
		关键手术的手术部位感染率
		关键手术 NNIS 风险指数 0 级、1 级、2 级、3 级手术部位感染率
		手术医师关键手术 NNIS 风险指数 0 级、1 级、2 级、3 级手术部位感染率
	压疮率	压疮 I 期、II 期、III 期、IV 期发生率

《三级综合医院评审标准（2011）年版）》在 CHQIS 研究成果的基础上形成了三级综合医院的医院运行、医疗质量与安全监测指标（the hospital operation、medical quality and safety monitor index，HMI）（图 1‐6）。HMI 以过程（核心）质量指标与结果质量指标并重的模式开展，包括医疗运行基本监测指标（28 项）、单病种质量监测指标（8 项）、ICU 质量监测指标（9 项）、合理用药监测指标（5 项）、医院感染监测指标（4 项）、住院患者质量与安全监测指标（51 项）。除指标明晰外，HMI 还对三级医疗机构对指标的监测周期进行了明确要求，这也是实施持续性医疗质量评价监测及对医疗机构进行追踪评价的重要途径。

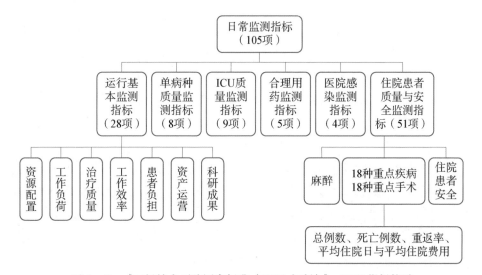

图 1‐6 《三级综合医院评审标准（2011 年版）》 HMI 指标体系

评价指标体系的优劣主要体现在以下几个方面：结构是否简洁、科学，内容是否易于理解；所含指标数目是否尽可能少而全，且所需数据是否易于获得。"注重医疗服务结果和患者利益"是设计医疗质量评价指标体系应遵循的基本原则。不管是 CHQIS 还是 HMI 指标体系都能满足这些要求。因此，作为监控质量的工具，它们本身是没有问题的。就像关羽善用青龙偃月刀，张飞善用丈八蛇矛，具体战力如何，要看使用者本身的水平。而这，不就是管理者应该追求的吗？

1.7 To Err Is Human，
患者安全这 20 年

"人谁无过，过而能改，善莫大焉。"（《左传》）没有不犯错的人，也没有不犯错的医务人员和不出错的医疗系统。1999 年，美国医学研究所（Institute of Medicine，IOM）发表的"人非圣贤，孰能无过"（*To Err Is Human*）是患者安全管理领域划时代的报告。它让"患者安全"成为一个专有名词，成为公众关注的焦点；促使人们更客观地看待医疗安全事件，也促使医疗机构在改进医疗质量安全方面更加努力。

从患者安全的发展历史来看，通过管理手段或技术革新推动患者在治疗期间得到安全保障大多是个人行为。人们并没有系统性地看待患者安全问题，更缺乏制度、组织层面的努力来推动患者安全工作。*To Err Is Human* 除了引起人们对患者安全的广泛关注外，也让人们更加系统地去研究患者安全问题。它的发表至少让我们明白：错误是常见的，其代价是昂贵的；错误大多为系统性的；错误大多是可以预防的；以及我们应该追求更安全的医疗服务系统。

1.7.1 错误是常见的

在分析患者安全的流行病学数据之前，我们需要厘清患者安全的有关概念。

医疗错误：是临床事件，指未正确地执行既定医疗计划的行为（执行的错误）或采取不正确的医疗计划治疗患者（计划的错误）（图 1-7）。

医疗过失：是法律的归责要件，指医疗行为不符合或未达到当今的医疗标准（行业指南、规范或技术标准等）。

医疗伤害：是客观事实的描述，指由于医疗行为使患者身心受到伤害、住

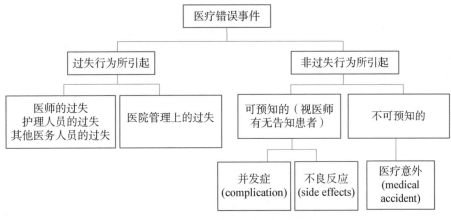

图 1-7 医疗错误事件的分类及成因

院时间延长,或者在离院时,仍带有某种程度的失能,甚至死亡。

需要注意的是,有"医疗错误"未必有"医疗过失"(须评估该错误是否是可避免的错误),也未必会有"医疗伤害"。

第一个关于医院内医疗过失案件的大型研究是美国加州医院协会于 1970 年实施的,该研究发现,加州 23 家医院中,约有 7.9％的医疗过失事件,其中 82％为治疗不当,15％为治疗方式或诊断不完全。

1986 年,哈佛大学针对全纽约州 51 家医院进行研究,结果发现每 100 名住院患者中有 3.7 名发生医疗伤害事件,其中 28％由医疗过失行为引起。

从此之后,世界各地针对医疗错误、医疗伤害的数据均不断有新的报道,但都没有要素齐全的流行病学调查资料。2007 年,中国台湾地区学者的研究填补了这一空白。中国台湾地区于 1995 年 3 月 1 日开展"全民医保实践",到 2008 年,医保(中国台湾地区称"健保")覆盖率高达 99.5％,可谓实现了"人人享有健康保健"的目标。因为中国台湾地区有关规定要求所有医疗院所每月向健保局申报门急诊与住院费用,这也使科学分析和研究医疗伤害的流行病学特征成为可能。

"中国台湾地区住院医疗疏失案件流行病学分析:以 2007 年为例"的研究报告显示:我国台湾地区 2007 年住院患者发生医疗伤害案件共 1113 件,每 10 万接受手术处理的住院患者中受到医疗伤害的有 57.98 人。依据 ICD-9-CM 编码,医疗伤害以"切、穿、割、刺"最多(877 件,占 78.8％),其次为"异物遗留"及"不当输液"等。进一步分析其原因,最多的是医疗处置中意外刺穿及裂伤;其次为外科手术时意外切伤、穿刺伤、穿孔或出血等。其他流行病学特征如下。

（1）男性医疗伤害住院患者的平均年龄大于女性（男 62.31 岁，女 54.09 岁，$P<0.001$）。

（2）男性以 70~74 岁最多，女性以 45~49 岁最多。

（3）按就诊科别分类，医疗伤害多发生在妇产科、普外科、泌尿科、心血管内科及直肠外科。

（4）不分性别、年龄层、科室，伤害最多的类型均为"切、穿、割、刺"。

（5）根据医师年龄划分，40~49 岁医师发生医疗伤害事件最多，其次为 30~39 岁，50~59 岁，60~69 岁。

（6）"不当输液"患者的死亡风险为"切、穿、割、刺"患者的 10.89 倍（$OR=10.89$，$P=0.034$）。

（7）年龄每增加 1 岁，患者死亡风险增加 5%（$SR=1.050$，$P<0.001$）。

此外，该研究还显示，大医院（医学中心）发生医疗伤害的比例及预后较差的患者比例都更高（分别为 58.76% 及 56.86%）。

更严重的是，医疗错误发生的真实数据可能更高，因为部分错误未被发现，或者个别医师不愿意在病历中报告错误。通常，被发现的错误数量取决于发生错误的医疗机构。如果一位医务人员在梅奥医学中心犯错，错误很可能会被发现。但是如果在一般教学医院犯错，那么错误很有可能被忽略。

1.7.2 昂贵的代价

医疗伤害将会造成 20%~40% 的医疗开销被浪费。WHO 的数据显示，全球用于患者安全事件处理的开销为数百亿美元。除了经济上的损失，其他代价还包括：①治疗项目增加及住院时间延长；②诉讼成本增加，更多的患者将起诉医师和医疗机构；③医院相关感染的发生率增加；④住院费用增加，造成公共卫生服务的财政压力；⑤导致患者残疾、失能；⑥医师和患者的生产力下降。

除此之外，还有其他不可测量的代价。例如，患者及家属的精神损害或医师名誉受损等。

1.7.3 是医师容易犯错误，还是系统性风险

虽然 2000 多年前的古人早已明白"人非圣贤，孰能无过"的道理，但时

至今日，医务人员仍然受到责备文化的影响。责备文化影响最有可能源于被称为"归因论"的心理学术语，该理论指出， 60％~80％的系统性失效都是由操作者失误引起的。大多数医师面对不良后果不是选择承担责任，而是选择推卸。因此，患者安全的改善与良好的安全文化是密切相关的。当一个组织总是责备出现问题的医务人员，仍在努力处理那些由安全文化缺失所致的无法持续解决的老问题时，它们就无法解决新出现的安全问题。现在，越来越多的领导者试图构建完整的安全管理体系，营造良好的安全文化，从处理每个单独的不良事件转向系统地处理安全问题。为了改善不良的患者安全状态，需要持续降低系统性误差的发生率。这些努力应该包括：①避免苛责犯错误的医师；②公开分享医疗错误，以促进从错误中学习并完善预防措施；③对高风险部门的医务人员进行培训并予以支持。

1.7.4　患者安全改进的努力

患者安全的第一个行动发生在 1847 年，时值产褥热在欧洲流行，导致无数产妇死亡，人们束手无策。奥地利产科医师塞麦尔·韦斯（Semmel Weiss），经过比较分析，并受偶然事件的启发，认为可能的原因是医师病理解剖后直接去产房接生，将所谓的死亡因子（cadaverous particles）带给了产妇，引起产褥热。他进而提出用漂白液洗手（图 1-8）。从此，产科门诊的病死率从 18％下降至 10％。

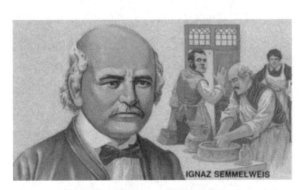

图 1-8　塞麦尔·韦斯与术前洗手

弗罗伦斯·南丁格尔（Florence Nightingale）于 1855 年战地调查研究患者病死率，绘制出"南丁格尔玫瑰图"（图 1-9），证明士兵死于疾病的概率

黑天鹅与灰犀牛

高于战伤，通过改善照护可以降低病死率。

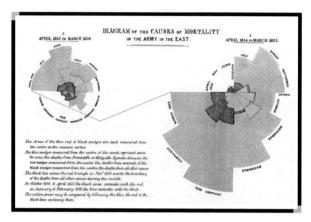

图 1-9 南丁格尔玫瑰图

虽然早在 200 年前就已经有了患者安全的主动探索，但与其他行业相比，由于医疗服务的复杂性，患者安全的改进仍是缓慢的。直到 20 世纪后期，患者安全一词才被人们熟知。英国医院健康咨询服务局（Hospital Advisory Service，HAS）是世界上第一个医疗服务体系与监督组，它的建立标志着患者安全正式得到政府的关注和干预。经过多年的研究，HAS 形成了"信托临床疏忽方案"（Clinical Negligence Scheme for Trust，CNS），制定了风险管理标准，帮助减少了大量索赔。1998 年，HAS 出版了《一流服务》，其中介绍了临床监管的概念，指出：临床监管是通过营造一种有利于危重医疗救护发展的环境，持续改善服务质量并维持高质量标准的医疗照护来实现的管理框架。

1999 年，IOM 发表"人非圣贤，孰能无过：创建一个更加安全的卫生体系"报告。2001 年，一系列卫生保健质量活动启动。美国建立了国家患者安全局（National Patient Safety Agency，NPSA）。2002 年，创建了约翰·艾什伯格患者安全和质量奖。2004 年，Medcare 建立了专门的网站公示医院患者安全检测结果。2007 年，WHO 在发现有 1/10 的患者遭受过医疗错误导致的伤害后，提出了"九项患者安全解决方案"。2007 年，中国医院协会开始发布"目标"患者安全。2008 年，WHO 建立了一份安全手术清单。通过这份清单，每年可以拯救 50 万个生命。2009 年，中国医院协会开始创建科技创新奖评审，鼓励医疗机构开展医疗质量和患者安全研究。2009 年，卫生部按照疾病分类建立国家级医疗质量控制中心。2013 年，卢西恩医师（Lucian Leape）发现每年因医疗错误死亡的美国人可能远多于 13 年前 IOM 发表的 *To Err Is Human* 中的估计数量。2015 年，健康研究与教育信托基金（Health Research and Educational Trust， HRET）、美国医院协会（American Hospital Association， AHA）、卫生质量领导层研讨会（Symposium for Leaders in Healthcare Quality， SLHQ）发布了"合作改善质量和安全：同患者和家庭顾问合作的框架"； JCAHO 在 *JAMA* 上发表了"医师及卫生保健组织必须采用新方法改善医疗质量和安全"。

To Err Is Human 发表后的这段时期可谓患者安全管理的"青铜器时代"，许多新工具被开发来用于解决患者安全问题，并取得了一定进展。人们从这时开始关注患者安全问题，制订有效的干预措施。虽然落实情况并不一致，但是效果仍旧是显著的。未来，大数据和人工智能在患者安全领域的逐渐应用，将引领我们进入患者安全的黄金时代。

1.8 18项核心医疗制度与瑞士奶酪理论

是人就会犯错，有的人会从错误中学习，有的人则重蹈覆辙，甚至一蹶不振。错误很多时候并不是由单一因素造成的，这也注定了完全避免错误再犯是十分不易的。比如，一个条件并不差的男生总是找不到女朋友，原因可能有很多：①缺乏技能培训（缺乏搭讪和沟通技能）；②缺乏规则培训（缺乏礼仪）；③缺乏有关知识（给女孩子送礼物总是不合时宜）；④缺乏正确心态（认为自己注定就没有人爱）。

1984 年，耶鲁大学社会学教授查尔斯·佩罗（Charles Perrow）提出了"常态事故理论"（normal accident）。该理论认为，世界上不存在完美的事，设备、程序、人员、物品和环境等无一例外。所谓"常态"，并不是说这种意外经常发生或能够预测其发生，而是指系统偶尔会发生这种交互作用的现象。这是一种无法完全避免的天性，且越是复杂的系统就越容易发生事故。

基于"常态事故理论"，1990 年，曼彻斯特大学教授詹姆斯·瑞森（James Reason）在其著名心理学专著 *Human Error* 中提出了瑞士奶酪理论（Swiss cheese model），该模型又称"Reason 模型"。它的内在逻辑是：组织互动可以分为不同层面，每个层面都有漏洞。不安全因素就像一个不间断的光源，在刚好能透过所有的这些漏洞时，事故就会发生。这些层面叠在一起，就像有孔的奶酪叠放在一起，所以称为"瑞士奶酪理论"（图 1-10）。在医疗服务中，每片奶酪上的空洞代表不同的失效，虽然它有许多防御系统来预防错误，但是一旦防御系统上的空洞连成一线，防御性措施整体失效，错误便不可避免。

失效可分为两类：①主动性失效（active failure），即人为错误，是由于人为因素导致的失效，主要发生在医疗服务系统的尖端。如交接班不清晰、给药错误等。②潜在性失效（latent failure），即医疗服务系统的失效。通常

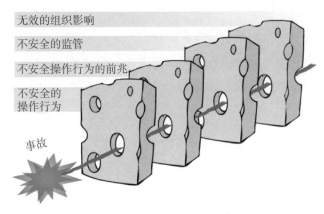

图 1-10　瑞士奶酪理论示意图

指存在于医疗服务系统中的失效，主要来源于医疗服务系统的钝端，不受医务人员控制。如人力资源不足、工作流程不畅、培训机制欠缺及工作环境恶劣等。

我们不能埋怨现在的女孩"眼光高"，择偶过于挑剔。大部分的女孩可以容忍男孩不会挑礼物，也能容忍其不善言辞。但是当一个男孩把所有的恋爱缺点集于一身时，找不到对象也就不能怨天尤人。这与医疗错误的发生有高度相似性，医疗错误的发生大多也是来源于一连串失误，如同瑞士奶酪理论。一片片奶酪上的空洞代表医疗过程中建立的防御机制的弱点，医疗工作中发生的失误必须突破所有的防御机制才会造成一件不良事件。所以说，不良事件的发生代表医疗系统中防御机制还不够完备。因此，找出系统性的原因，建立多层防御体系，如优化流程设计、加强职业训练、改善工作环境等，对缺陷或漏洞互相拦截，预防再次发生类似的医疗错误。

前辈经常教导我们，每项医疗制度都是用血的代价凝结的，通过制度、配套文件、工作流程的完善来减少医疗错误的发生，就像通过减少奶酪中的孔洞来降低其被穿透的风险。多年来，医疗制度缺乏全国统一的规范要求。2016年，国家卫计委以部门规章的形式颁布实施《医疗质量管理办法》。在此基础上，为指导医疗机构进一步理解和贯彻落实核心制度，国家卫生健康委员会于2018年4月对《医疗质量管理办法》中提出的18项核心制度的定义、内容和基本要求进行了细化，组织制定并下发了《医疗质量安全核心制度要点》。医疗核心制度终于有了全国统一的标准。

"举头望明月，低头背制度""少小不努力，长大背制度"……制度虽然完善，但是落到实处却任重道远，制度有时甚至成了医务人员的累赘。这更加呼唤医院管理者和决策者执行制度、落实制度的决心。

　　"原谅无意之失，纠正系统错误；理解成长的烦恼，惩罚明知故犯。"从责备文化到安全文化，如何建立一个容易做对、不易做错的系统，是值得每位医院管理者努力思考的问题。

1.9 *Crossing the Quality Chasm*: 医疗质量的六大改进目标

如果说 IOM 于 1999 年发表的 "人非圣贤，孰能无过： 创建一个更加安全的卫生体系"（*To Err Is Human： Building a Safer Health System*）在患者安全的历史上具有划时代的意义，因为它让人们开始了解并正视患者安全。那么，IOM 于 2001 年发表的另一部著作《跨越质量的鸿沟： 21 世纪崭新的健康体系》（*Crossing the Quality Chasm： A New Health System for the 21st Century*）同样意义非凡。它就像一部行动指南，系统性地讲述了如何保障患者安全，直至现在也并不过时。

"橘生淮南则为橘，生于淮北则为枳"，中国和美国具有完全不同的医疗保障体制，人们对患者安全的认知、培育患者安全文化的土壤及管理层对改进患者安全的理解都不尽相同，因此，IOM 的建议只能作为参考。就像我们需要建立具有中国特色、符合中国国情的社会主义一样，如何提升患者安全、改进医疗质量，更要因地制宜、循序渐进。列夫·托尔斯泰在《安娜·卡列尼娜》中说："幸福的家庭都是相似的，不幸的家庭各有各的不幸。"对于医疗质量和患者安全而言也是类似的。不同的国家、不同的医疗体系，存在的患者安全问题及严重程度都各有差异。但是对于 "什么样的医疗质量是好的医疗质量" "医疗质量改进的目标是什么" 等问题，答案都大同小异。IOM 在 *Crossing the Quality Chasm： A New Health System for the 21st Century* 一书中列举的医疗质量的六大改进目标，应该被人们重视并为之努力。

1.9.1 安全

改进医疗质量的首要目的当然是为了保障患者安全。这看起来是多余的，但是并非所有人对安全都有全面的认识。医疗安全应是所有患者的安全，医疗服务的每个环节、每个时间点、提供医疗服务的每个人都是安全可靠的。尽管看起来人们对医师是信任的，但是盖洛普的一项调查却显示，医疗系统与公立学校、电视和印刷新闻及大企业一起排在所有 15 个行业的倒数第二位。另一项调查表明，只有 39％的受访者表示对"负责行医的人"有很大的信心。

恢复信任的一个重要途径是让自己具有更高的透明度，即不刻意隐瞒自己的缺陷和失误。如果医疗组织和临床医师认为他们没什么可隐瞒的，他们就会变得更值得信赖。医疗体系应该寻求赢得新的信任，揭露缺陷并做出不懈的改进承诺，总比隐藏缺陷而被他人曝光的社会观感要好。虽然对经常陷入困境的医疗机构来说，向开放过渡是一个困难的过程，但这仍是一个值得经历的过程。从长远来看，对患者安全的追求也可以激发患者和医护人员之间的信任，表明系统正在有效地促进健康的承诺。提高安全性需要广大从业者的系统努力，包括发挥领导在患者安全改进中的作用，建立公平的安全文化、摒弃责备文化，对导致伤害的因素进行广泛研究，以及旨在防止错误和最小化伤害的系统创新。

1.9.2　有效性

有效性是指采取的医疗服务措施（如预防、诊断、治疗或康复）是否比其他方法（包括什么干预也不做）产生更好的结果。

自从 20 世纪 50 年代全球第一篇随机对照试验（randomized controlled trial，RCT）结果发表以来，循证医学证据呈井喷式增长。如何在大量的日常临床诊疗中应用必要的、适宜的循证医学证据也给诊疗活动带来了巨大挑战。以证据为基础的医疗实践要求医务人员必须始终避免有效医疗的使用不足和无效医疗的过度使用。我们常常关注干预本身的质量，反而忽略了干预是不是必要的。就像病理术中的冷冻技术提高了外科手术的质量，但医疗机构通过术后病理来评价手术干预是否必要却略显不足。

1.9.3　以患者为中心

《向最好的医院学管理》这本讲述梅奥医学中心医疗管理实践的著作使"以患者为中心"这个理念被中国医务人员所熟知。因为对医学专业知识掌握程度的不对等，患者或家属总是希望与医务人员尽可能多地沟通交流，然而无论是在门诊还是在医师办公室，患者都很难获得他们想要的信息。"以患者为中心"体现了同情、共鸣，以及对患者需求、价值观的反馈。随着社会的进步，现在的患者及其家人比以往任何时候都能从更多的渠道接受更多的医学知识，患者个人对诊断和治疗做出许多自己的决定，并将信息带给医师，期望帮助他们解释或判断。这让有些医师觉得反感，经常反问患者："究竟你是医师，还是我是医师？"但这个趋势无法避免。这些新的医疗需求者代表了回应患者需求和重建临床医师-患者关系的新机会，这些关系是医疗质量改进的核心。

"以患者为中心"具有以下特征：①尊重患者的价值观、偏好，允许患者表达需求；②各个医疗环节的协调与整合；③知情同意和健康宣教；④身体舒适；⑤情感支持——缓解恐惧和焦虑；⑥家人和朋友的参与。

1.9.4　及时性

及时性是任何服务的一个重要特征，因此，让患者得到及时的诊治也是卫生保健行业改进的重点。然而，由于医疗资源，特别是优质医疗资源相对不足，无论是在医疗机构还是在社区，大多数医师的办公室、急诊室、电话、询问回复、特殊护理、走廊上等待手术的手术床及检查检验结果等都常常处于长时间等待的状态。这除了给患者带来情绪上的痛苦，也可能导致其身体上的伤害。例如，诊断或治疗的延误导致可预防的并发症发生等。

尽管长时间的等待成为常态，但不能否认的是，缺乏及时性也意味着缺乏对流程的关注和对患者的尊重，缺乏及时性也有可能表明医疗服务系统本身存在问题。外科医师知道手术很少按时开始；医师和护士在试图追踪重要信息时等待"暂停"，转诊过程中的延误和障碍消耗了转诊医师和咨询专家的时间和精力。任何高质量的流程都应该流畅，因此，质量改进应该尽可能减少延误的发生，患者和护理人员的等待时间都应该不断减少。

1.9.5　效率

这里所说的效率不仅指工作效率，也指资源利用效率，除了医疗系统每个环节的有效衔接、每名从业者夙夜惟寅代表高效之外，在一个高效的医疗保健系统中，每分钱都应花在刀刃上。与高效率相反的是浪费，即资源的使用没有给患者带来原本应该带来的好处。至少有两种提高效率的方法：①减少资源浪费；②降低行政或生产成本。医疗机构从门急诊、住院、手术和医技保障等层面提升医疗效率，不能单从卫生经济角度考量。因为提升效率还可以在有限的医疗资源范围内改善患者就医的及时性，这也与质量相关。

1.9.6　公平

习近平主席在 2012 年中共十八大召开时开篇明义提出："人民群众对美好生活的向往就是我们的奋斗目标"。人人享有良好的卫生保健就是人民群众向往的美好生活的重要组成部分。医疗服务的宗旨就是"减轻疾病、伤害和残疾的负担，改善人民群众的健康"。公平的目的就是确保所有个体都能享受到这些服务。这包含两个层面：人口层面的公平和个人层面的公平。

在人口层面，卫生保健系统的目标是改善健康状况，并以减少特定亚组之间健康差距的方式改善健康状况。缺乏医疗保险与人群功能低下、发病率和病死率上升直接相关。但向无保险或经费不足的患者提供医疗服务的机构和卫生专业人员在财务上面临风险。因此，人口层面的公平需要国家进行干预。我国持续多年不断推进的医疗改革的重要内容之一就是实现人口层面的公平。在个人层面，如果医疗服务质量因性别、民族、年龄、收入、教育程度、残疾、居住地等不同而有所不同，那么就不是所谓的公平。消除个人层面的不公平不是容易的事，也不仅是医疗机构本身的责任。这需要社会公平正义文化的逐渐形成。

1.10 医疗质量与患者安全：
测量的工具与方法

对医院管理者而言，了解医疗质量与患者安全的真实状态是管理的前提。通常可以通过显性的医疗投诉纠纷发生的频率、严重程度来定义科室患者安全管理水平，通过环节医疗质控，比如病历质量、患者满意度等来评价科室质量管理的效能，也通过前面介绍过的"IQIP""CHQIS"及医院等级评审标准里所列举的指标体系来监控医院的运行状态。但是，这好比盲人摸象，因为每个医疗机构对自身患者安全问题的认识不可避免地取决于其所采取的患者安全测量方法得出的结论。因此，医疗机构对自身质量管理和患者安全水平的整体感知只能通过整合不同的测量方法得以实现。

20世纪60年代，美国学者 Avedis Donabedian 提出了一种至今仍广为运用的医疗服务质量测量的分类方法即"Donabedian 结构—过程—结果模式"（图1-11）。这一测量方法在他所著的 *Exploration in Quality Assessment and*

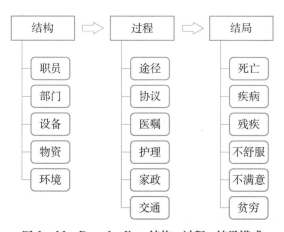

图1-11 Donabedian 结构—过程—结果模式

Monitoring 中进行了详细介绍。该方法包括评价质量的三个维度， 即结构、过程和结果。我们通常也称之为基础质量、环节质量和终末质量。

1.10.1 结构

结构指的是服务的提供者所使用的工具与资源，以及工作的物质及组织环境的相对稳定的特征，包含提供医疗服务所需的人力、物力和财力资源。具体指提供医疗服务的专业人员的数量、分布、资格，医疗单元的数量、规模和装备，以及精心设计的机制。结构具有相对的稳定性，对医疗服务质量有不利影响的结构特征被视为质量低劣的证据，而有利于医疗服务质量的结构特征则被视为良好质量的证据。患者安全的结构维度测量可能会评估医疗机构是否拥有改善患者安全的关键资源，如医务人员配备比例、电子病历、严重不良事件发生后快速响应团队迅速开展工作的机制。

1.10.2 过程

过程主要是指在一定结构特征之下，医疗服务的履行情况。比如，医疗服务的及时性和延误情况，医务人员对规章制度的遵守情况，检查、诊断的完全性和特异性，治疗的充分性，对专业化行医规范的遵守情况，医务人员接待患者的方式，对患者隐私的保护等。

1.10.3 结果

结果是指医疗服务导致的患者目前和未来健康状态的变化，除了身体和生理方面的变化，还包括社会和心理功能的变化，包括以下。

（1）认知性结果：患者对其目前健康问题及管理方面的了解；对健康问题的总体了解；对特定情况和一般情况下如何得到医疗服务的了解。

（2）态度性结果：对认知性结果中所提到的内容的感觉和态度。在特定情况下，对医疗服务的结构、过程和结果的判断。

（3）行为性结果：

1）在特定情况和一般情况下对健康服务的使用，包括寻求医疗服务的及时性，对服务量的要求，对医嘱的依从，医疗服务的来源及医患关系的稳定性等。

2）与特定健康问题和一般健康问题有关的健康促进行为，包括饮食、活动和休息方面的行为变化及吸烟、吸毒等行为的变化。

3）健康状态，包括活动能力、疾病状态、残疾状态及身体-生理、情感-心理-社会领域的表现。

概括起来可表述为以下 3 点：①结构维度——医疗机构是怎么构建的？②过程维度——对患者做了哪些诊疗？③结果维度——患者的预后如何？即结构→诊断过程→诊断结果→治疗过程→治疗结果。

在患者安全领域，测量工具和方法也在不断发展。 2012 年出版的《理解患者安全》（*Understanding Patient Safety*）一书，介绍了几种常用的患者安全测量方法，并对比分析了优缺点（表1-4）。

回顾性图表分析法由哈佛医疗实践研究（Harvard Medical Practice Study）开发，用来发现和测量住院患者不良事件。在第一个阶段，用筛选标准识别可能已发生损害的不良事件，这些不良事件将会被深度审查（理想状态是由两个独立的临床医师进行）以确定：①是否发生伤害；②患者受伤的严重程度；③伤害是否可以预防。除了表1-4列出的优点，图表分析还可以用来测量过程或结果维度标准，并且可以可靠地测量特定不良事件的发生频率，它也适用于比较、估计不同医院之间或不同时间段的患者安全。此方法已被用于数个极具影响力的关于患者安全流行趋势的研究。美国医疗保健与质量研究所（The Agency for Healthcare Research and Quality，AHRQ）进行了另一项开创性研究，它运用 Medicare 医保患者安全监测系统来评估患者安全的时空趋势。该研究也采用回顾性图表分析法检测了 21 个被认为可以可靠地提取医疗信息的患者安全测量方法。

表1-4 患者安全测量方法比较

测量方法	优 点	缺 点
回顾性图表分析（理想状态是由两个独立的临床医师进行）	被认为是"金标准"，包含了丰富、详细的临床信息	成本高，劳动密集型，临床信息不全会导致数据质量存在变数，仅仅是回顾性分析 有经验的临床医师在确定某一个错误是否可以被预防方面也经常意见不合

037

续　表

测量方法	优　点	缺　点
自愿性不良事件报告系统	对于内部质量改进和案例发现极为有用，强调上报者认为重要的不良事件	获得的不良事件不全面（在医疗机构，不良事件报告上报者多为护士，医师则很少），仅仅是基于上报者自我上报的回顾性分析
自动监控	可回顾性分析或前瞻性分析，有助于筛选基于某标准的不良事件高风险患者	需要信息化的自动化监控，较高比例的触发报告都是假阳性
行政/理赔数据	低成本、现成的数据，通过大样本的追踪分析，有助于识别潜在的不良事件	缺乏详细的临床资料，系统间和系统内 ICD - 9 - CM 和 ICD - 10 - CM 编码存在多样性与不精准性，假阳性和假阴性的概率较高
患者主动报告	可以获取其他方法不易识别的错误（如因医疗服务提供者之间的沟通问题而产生的错误）	测量工具仍在改进中

　　除了以上测量方法，为了帮助医院和健康照护机构评估、监控、追踪和改进住院患者的安全、识别患者接受医院治疗时出现的潜在、可避免的并发症、发现患者住院期间潜在安全问题的指标，AHRQ 委托美国卫生服务与质量研究所与加州大学旧金山分校、斯坦福大学循证实践中心、加州大学戴维斯分校联合制定了患者安全指标（Patient Safety Indicators, PSI）（表 1 - 5）。

表 1 - 5　AHRQ 患者安全指标（PSI）

医疗服务机构指标	标　准
PSI02	低死亡风险 DRGS 组死亡率
PSI03	压疮性溃疡发生率
PSI04	手术并发症（严重但可治疗）导致病死率
PSI05	手术中异物遗留或操作过程中器械遗留发生率
PSI06	医源性气胸发生率
PSI07	中心静脉导管相关血行性感染发生率
PSI08	术后髋部骨折发生率
PSI09	围手术期出血或血肿发生率
PSI10	术后生理和代谢紊乱率

续　表

医疗服务机构指标	标　准
PSI11	术后呼吸衰竭发生率
PSI12	围手术期肺栓塞和深静脉血栓发生率
PSI13	术后脓毒血症发生率
PSI14	术后伤口裂开发生率
PSI15	意外穿刺或撕裂发生率
PSI16	输血反应发生率
PSI17	新生儿产伤发生率
PSI18	器械辅助阴道分娩产妇产伤发生率
PSI19	非器械辅助阴道分娩产妇产伤发生率
PSI20	患者安全性的选定指标
区域指标	
PSI21	手术中异物遗留或操作过程中器械遗留发生率
PSI22	医源性气胸发生率
PSI23	中心静脉导管相关血行性感染发生率
PSI24	术后伤口裂开率
PSI25	意外穿刺或撕裂发生率
PSI26	输血反应发生率
PSI27	术后出血或血肿发生率

美国患者安全基金会（National Patient Safety Foundation）2015 年发布的"免于医疗损害"（Free from Harm）报告将"建立一套反映重要结果意义的通用患者安全指标"作为推进患者安全的八项建议之一。建立一套国家层面的标准化过程、结果维度质量测量方法，我们通过医院等级评审已经在做积极的尝试，然而，在患者安全管理上，如何调动医务人员积极性，提高患者安全报告系统的质量，如何建立并推广实时测量（而不是回顾性测量）患者安全的方法，道路还很漫长。

1.11 医院排名与医疗质量的正向激励

"上榜了吗？""排名多少？"每到年底，复旦版中国医院排行榜的发布就会成为舆论和各大医院关注的焦点。2010 年 8 月，复旦大学医院管理研究所发起的中国最佳医院排名，填补了国内"学院派"排名研究的空白，至今已有 10 年时间，评选学科从最开始的 27 个，时至今日已覆盖 40 个，声誉评分专家库的专家数量已增至 4 630 名，学科声誉从当初完全的定性，到引入 20％比重科研定量评价，排名规则在不断完善。排名从被质疑到如今被广泛重视和公认，甚至成为许多知名大医院衡量学科建设水平的标准。对此，复旦大学医院管理研究所及实际推动者高解春教授付出了艰辛的努力。

说到医院排名，不得不提《美国新闻与世界报道》（*U. S. News & World Report*）自 1990 年开始，每年度发布的美国最佳医院排名（*America's Best Hospitals*），旨在帮助疑难或危重患者确定全美最好的诊疗中心。

美国的最佳医院排行榜是这样评出来的。①16 个学科：心血管科、肿瘤科、骨外科、消化科、肾脏科、神经内科、神经外科、耳鼻喉科、妇科、呼吸科、老年科、糖尿病内分泌科、泌尿科、眼科、精神科、康复科及风湿科；②评选方法：上述 16 个学科，前 12 个学科依据（结构、过程、结果）3 个维度进行测量和评价，后 4 个学科基于业内声誉调查来排名；③使用数据：美国最佳医院排名使用的数据模型就是上一节中提到的"Donabedian 结构—过程—结果模式"。结构：医院的规模、技术和其他环境资源；过程：医务人员在医院环境下的决策，包括患者入院诊断、治疗、药物选择和住院时间等流程满足高质量服务的程度，也包括患者安全；结果：取决于患者生存状况，通常通过风险调整病死率及并发症，再入院率、患者安全和感染率进行测量。

患者安全于 2009 年被引入评价指标体系，独立于 3 个维度外，比重为5％。至 2015 年，患者安全的权重提高到 10％。目前，结构、过程、结果、患者安全 4 个维度的比重分别为30％、27.5％、32.5％及10％。患者安全指标已成为评估和决定最佳医院的关键组成部分，同时也因安全指标数据的客观性而提高了"最佳医院排名"的可靠性和真实性。

患者安全评分是由美国医疗保健研究与质量机构（The Agency for Healthcare Research and Quality，AHRQ）发布的患者安全指标体系（patient safety indicators，PSIs）发展而来的（表 1－6）。2014—2015 年度在新增 2 个指标后，患者安全评分囊括 8 个指标：压疮、有严重并发症的住院手术患者死亡、医源性气胸、手术后髋关节骨折、手术后出血或血肿、手术后呼吸衰竭、手术后伤口开裂及意外刺伤或撕裂。这 8 个指标经等量加权集合为总的患者安全评分，而且，考虑到各个医院病例组合（case mix）复杂程度不同，对每个指标进行基于 Medicare 病例组合指数（case mix index，CMI）的简单线性回归，以调整测量偏差。调整后的患者安全分值较高表明不良事件少于预期，医疗质量较高；反之则表示不良事件多于预期，医疗质量较低。

表 1－6　America's Best Hospitals 评价指标中患者安全的构成指标

Indicator	1 if <	2 if <	3 if <	4 if <	5 if ≥
PSI 03：压力性溃疡	−0.67	0.14	0.49	0.77	0.77
PSI 04：发生可治疗严重并发症的手术患者死亡数	−0.76	−0.07	0.20	0.80	0.80
PSI 06：医源性气胸	−0.83	−0.06	0.41	0.93	0.93
PSI 08：择期手术患者手术后髋关节骨折发生率	0.09	0.24	0.38	0.57	0.57
PSI 09：术后出血或血肿	−0.79	−0.17	0.31	0.92	0.92
PSI 011：术后呼吸衰竭	−0.84	−0.14	0.33	0.92	0.92
PSI 014：术后伤口裂开	−0.86	0.01	0.42	0.91	0.91
PSI 015：意外穿刺伤或撕裂伤	−0.89	−0.15	0.38	0.92	0.92
患者安全得分	**−0.31**	**−0.09**	**0.11**	**0.34**	**0.34**

美国最佳医院排名先后由芝加哥大学全国民意研究中心和三角国际研究所负责实施，是一种民间评价。与此同时，美国医疗保险和医疗补助服务中心也在实施"医院综合评比"，并希望用硬性指标结果来激励医院提高医疗质量和服务。

该评比指标体系由六大部分组成：及时有效的医疗服务；重新入院、并发症及病死率；门诊患者合理使用医学影像检查；平均费用；患者数量；患者对医疗系统的评价。

　　除了将综合评比结果在网站上公布，让结果透明，让患者、家属乃至医疗系统都可以比较各个医院的诊疗客观结果和患者就医体验外，美国医疗保险和医疗补助服务中心还基于评比结果实施"价值为基础的报销"政策（value-based purchasing，VBP），将医疗质量和服务作为医院的报销费用标准之一。"医疗保险和医疗补助服务中心"把医院每年住院患者报销费用的一部分扣留在一个奖金池里，报据各医院的质量和服务的改进情况进行再分配，激励持续改进。此外，针对心脏病、心力衰竭和肺炎患者实施"重新住院减少报销"政策，减少上述疾病 30 天内重返入院的报销比例。

　　患者安全在美国政府及民间医院评价指标体系中的高权重，给全世界的医院管理者和医疗工作者传递了重要信号：医疗质量和安全极大地影响着专科声誉，影响着医院排名。医院排名评价指标体系的日益完善也促使各医疗机构不断提高医疗质量。

　　致敬复旦，因为我们毕竟有了相对公认的医院排名；同时，更期望复旦能不断完善评价指标体系，更好地体现对医疗质量的评价和正向激励。当然，这需要政府和医院共同努力，不和付费或者医保挂钩，排名也就只是个排名罢了。

1.12 患者安全目标，中国医院协会的
努力探索

一年一度的中国医院质量大会现已成为国内最重要的医疗质量与患者安全学术交流平台，大会主办方中国医院协会在会上发布的"患者安全目标"成为各方关注的焦点。患者安全目标依据当前我国医疗质量与安全工作实际，以"预防为主、系统优化、持续改进"为核心，遵循"实用性、可操作性、可测量性、可实现性、国际可比性"的基本原则制定，是医疗机构开展患者安全工作的重要指引。截至2019年，"患者安全目标"已发布7个版本，分别是2007年版、2008年版、2009—2010年版、2011—2012年版、2014—2015年版、2017年版及2019年版。中国医院协会是由"中华医院管理学会"更名而来，2006年2月正式成立，是受国家卫生行政部门业务指导的社团法人。可见，"患者安全目标"既蕴含着行政部门的强力推动，也代表中国医院管理最高学术组织在质量安全上的努力探索。

2002年，第55届世界卫生大会通过了"WHO 55.18"号决议，呼吁各成员密切关注患者安全问题，为增进患者安全和提高医疗质量建设科学的医院管理系统。2004年，WHO发起世界患者安全联盟，旨在通过全球安全行动计划促进WHO成员国改善和提高医疗质量。迄今，世界患者安全联盟已发布3个患者安全全球行动计划，WHO也于2007年首次发布"患者安全10个事实"，并于2014年及2018年进行了2次更新。在WHO的积极呼吁和努力及各国政府的高度重视下，患者安全已成为医疗机构管理的核心内容。

中国医院协会积极响应WHO及世界患者安全联盟工作，在卫生部医改医管局的指导下，于2006年发布了第一版（即2007版）"患者安全目标"，目标共8条，其具体内容如表1-7所示。

表 1-7　中国医院协会患者安全目标（2007 年）

序号	内　容
1	提高医务人员对患者识别的精准性，严格执行三查七对制度
2	提高病房与门诊用药的安全性
3	建立与完善在特殊情况下医务人员之间的有效沟通，做到正确执行医嘱
4	建立临床实验室"危急值"报告制度
5	严格防止手术患者、部位及术式错误的发生
6	严格遵循手部卫生与手术后废弃物管理规范
7	防范与减少患者跌倒、压疮事件的发生
8	鼓励主动报告医疗不良事件

2008 年版"患者安全目标"内容由 8 条增加至 10 条，新增"鼓励患者参与医疗安全"一条，并将 2007 年版的第 7 条"防范与减少患者跌倒、压疮事件的发生"拆分成了 2008 版的第 7 条和第 8 条，其余条款与 2007 版一致但在表述上做了调整。比如，将"严格执行三查七对制度"调整为"严格执行查对制度"，将"提高病房门诊用药的安全性"调整为"提高用药安全"，表述更加严谨科学（表 1-8）。

2009—2010 年版与 2008 年版并无较大差异，只是从表述语气上可以明显感觉到对于落实安全目标从"鼓励做"变成了"应该做"，比如第 9 条将 2008 版"鼓励主动性报告医疗安全（不良）"的"鼓励"两字去掉，主动报告已是各医疗机构的责任所在（表 1-9）。

表 1-8　中国医院协会患者安全目标（2008 年）

序号	内　容
1	严格执行查对制度，提高医务人员对患者身份识别的精准性
2	提高用药安全
3	建立与完善在特殊情况下医务人员之间有效沟通的程序，做到正确执行医嘱
4	建立临床实验室"危急值"报告制度
5	严格防止手术患者、手术部位及术式发生错误
6	严格执行手卫生规范，符合医院感染控制的基本要求
7	防范与减少患者跌倒事件发生
8	防范与减少患者压疮发生
9	主动报告医疗安全（不良）事件
10	鼓励患者参与医疗安全

表 1-9 中国医院协会患者安全目标（2009—2010 年）

序号	内　容
1	执行查对制度，正确识别患者的身份
2	提高用药的安全性
3	执行在特殊情况下医务人员之间有效沟通的程序，正确执行医嘱
4	临床"危急值"报告制度
5	执行手术安全核查，防止手术患者、手术部位及术式发生错误
6	执行手卫生规范，减少相关感染的风险
7	防范与减少患者跌倒、坠床等风险的危害
8	防范与减少患者压疮发生
9	报告医疗安全（不良）事件
10	患者参与医疗安全

2011—2012 年版与 2009—2010 版无差异。

2013 年未发布年度目标，到了 2014 年，新发布的"患者安全目标"较之前有了较大的更新。新增"加强全院急救培训，保证安全救治""构建患者安全文化""建立医务人员劳动强度评估制度、关注工作负荷对患者安全的影响"等内容。患者安全关注的维度进一步增加，医务人员本身安全也首次进入目标内容（表 1-10）。

表 1-10 中国医院协会患者安全目标（2014—2015 年）

序号	内　容
1	严格执行查对制度，正确识别患者身份
2	强化手术安全核查，防止手术患者、手术部位及术式错误
3	加强医务人员有效沟通，完善医疗环节交接制度，正确及时传递关键信息
4	减少医院感染的风险
5	提高用药安全
6	强化临床"危急值"报告制度
7	防范与减少患者跌倒、坠床等意外伤害
8	加强医院全员急救培训，保障安全救治
9	鼓励主动报告医疗安全（不良）事件，构建患者安全文化
10	建立医务人员劳动强度评估制度，关注工作负荷对患者安全的影响

2016 年未发布年度目标，在 2017 年版的目标中，新增"加强医学装备及

信息系统安全管理"，此外将"压疮、坠床"等事件统一表述为"意外伤害"，表述更加精准（表1-11）。

表1-11 中国医院协会患者安全目标（2017年）

序号	内 容
1	正确识别患者身份
2	强化手术安全核查
3	确保用药安全
4	减少医院相关性感染
5	落实临床"危急值"管理制度
6	加强医务人员有效沟通
7	防范与减少意外伤害
8	鼓励患者参与患者安全
9	主动报告患者安全事件
10	加强医学装备及信息系统安全管理

2018年未发布年度目标，2019年版又做了较大更新，表现在：①在关注用药安全的同时，加入了临床用血安全，用药、用血、设备安全，安全的范畴进一步拓展；②新增提升"管路安全"，尿管、血行导管、呼吸机导管等管理安全风险被警示，更加贴近临床；③新增"加强电子病历系统安全管理"，这也是对近期有关卫生管理行政部门相继出台系列法规制度的有效呼应（表1-12）。

表1-12 中国医院协会患者安全目标（2019年）

序号	内 容
1	正确识别患者身份
2	确保用药与用血安全
3	强化围手术期安全管理
4	预防和减少健康保健相关感染
5	加强医务人员之间的有效沟通
6	防范与减少意外伤害
7	提升管路安全
8	鼓励患者及其家属参与患者安全
9	加强医学装备安全与警报管理
10	加强电子病历系统安全管理

患者安全目标至今已走过 10 个年头，许多内容已固化成为医院日常管理的核心和重点（图 1-12），这些目标有没有达成、安全文化有没有形成无从知晓，但不可否认的是，越来越多的医院管理者和临床医务人员开始关注患者安全目标，并改变着工作习惯，就像印度前总统阿布杜勒·卡拉姆所言："你不能改变未来，但你能改变习惯，一旦你改变了习惯，你就能改变未来。"

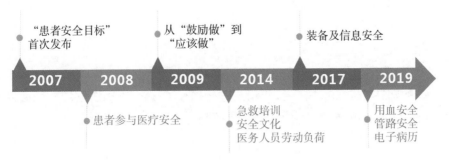

图 1-12　中国医院协会患者安全目标的发展

1.13 国家医疗质控中心，漫漫行业质控路

如果说中国医院协会是半官方的学术组织，那么国家级医疗质控中心则是政府自上而下依托专业力量统筹医疗质量管理，强化行业质控的行政管理探索。

2009 年，国家出台《医疗质量控制中心管理办法（试行）》，对国家及省级质控中心的职责进行了明确。至今已成立国家级质控中心 34 个，基本涵盖了临床主要专业学科，各省（区、市）成立相应的质控中心 1200 余个（表 1-13）。

表 1-13 国家级质控中心分布

序号	质控中心名称	挂靠或受托单位
1	神经系统疾病（筹建）	北京天坛医院
2	护理专业	国家卫生健康委员会医院管理研究所
3	肾病专业	中国人民解放军总医院
4	医院感染管理专业	国家卫生健康委员会医院管理研究所
5	产科专业	北京大学第三医院
6	临床检验专业	国家卫生健康委员会临床检验中心
7	麻醉专业	北京协和医院
8	肿瘤专业	中国医学科学院肿瘤医院
9	口腔医学专业	北京大学口腔医院
10	病案管理专业	北京协和医院
11	肾脏移植专业	中国人民解放军总医院第八医学中心
12	消化内镜专业	海军军医大学第一附属医院
13	重症医学专业（北京）	北京协和医院
14	病理专业	北京协和医院
15	冠心病介入专业	北京大学第一医院

续　表

序号	质控中心名称	挂靠或受托单位
16	药事管理专业	国家卫生健康委员会医院管理研究所
17	康复医学专业	北京大学第三医院
18	心律失常介入专业	中国医学科学院阜外医院
19	感染性疾病专业	北京地坛医院
20	急诊专业	北京协和医院
21	心脏移植专业	中国医学科学院阜外医院
22	临床营养专业（筹建）	天津市第三中心医院
23	呼吸内科专业	北京医院
24	超声诊断专业（筹建）	北京协和医院
25	先心病介入专业	中国医学科学院阜外医院
26	健康体检管理专业（筹建）	国家卫生健康委员会医疗管理服务指导中心
27	心血管病专业	中国医学科学院阜外医院
28	门诊专业（筹建）	北京大学第一医院
29	肺脏移植专业	无锡市人民医院
30	整形美容专业（筹建）	北京协和医院
31	脑损伤	首都医科大学宣武医院
32	心外介入专业	中国医学科学院阜外医院
33	肝脏移植专业	浙江大学附属第一医院
34	重症医学专业（江苏）	东南大学附属中大医院

　　依托专业机构进行行业质控是各国普遍的做法。比如，美国医疗安全协会（Institute For Safe Medication Practices，ISMP）、美国急救医学研究所（Emergency Care Research Institute，ECRI）等专业学术机构都会定期发布报告，对有可能发生的医疗质量或患者安全问题进行警示，并提供质量改进建议。

　　面对他国对医疗质量和患者安全的持续关注和深入挖掘，笔者不禁要问，我们"国家队"的成果在哪里？我相信，从建立到不断发展，必定要经历艰苦卓绝的历程，就像摸着石头过河，但总会找到一条适合本专业质控的体系与方法。2019年3月，在国家卫生健康委员会就"信息化质控与智慧医院建设工作"召开的一次新闻发布会上，国家神经系统疾病医疗质量控制中心主任、北京天坛医院副院长王拥军对国家队的职能做了进一步阐释，国家级质量控制中心应具备两个基本功能：第一是监测，监测专业领域医疗质量的基本状况，发现短板和问题是什么。第二是干预，包括向国家卫生行政部门提供政策建议，更新和调整国家质控指标，提供一些质量改进的经验；利用人工智能、信息化来完善质量管理工具等。

基于此，王拥军教授团队开展的"脑血管病急性期诊疗技术规范应用和医疗质量评价与持续改进基础研究"通过多重质量改进干预和质量反馈技术，实现了脑卒中患者医疗质量综合指标提升 3.4%，1 年新发血管事件下降 2.7%，1 年致残率下降 2.0%。该成果于 2018 年在《美国医学会杂志》（*JAMA*）在线发表。从行业引领的角度而言，神经系统国家级质控中心是成功的，但既然是"国家队"，笔者其实更加关注这些顶尖的研究成果是否能够成为地方队神经科医师遵守和执行的规范和准则。这并不是国家队本身能够完成的，需要上级行政主管部门在责权利上进一步细化和明确。简言之，"国家队"的成果能否上升成为全国标准、谁来监督落实、效果不好会怎样，这一系列问题是影响质控中心履行职能的关键。

在"国家医疗质量管理与控制信息网"（医疗质控中心的官方网站）上找不到太多亮眼的内容，在国家卫生健康委员会的官网中输入"国家医疗质控中心"，2015 年印发的"麻醉、重症医学、急诊、临床检验、病理、医院感染"6 个相关专业的质控指标是为数不多的与质控工作相关的专业文件。但文件仅对这 6 个专业的质量评价指标做了解释，对如何监测、指标结果在医疗质量评价中的应用等未做进一步明确，是必须要做，还是可做可不做，做得好怎么样，做得不好又怎么样，大家都是迷茫的。正因如此，质控中心工作更像是民间自发行为，与医保支付无关，与医院评价无关，而这正是其他国家已经在做的了。

不管是"国家队"，还是"地方队"，医疗质控中心被赋予的责任都远大于荣誉，更好地发挥质控中心的功能，不仅需要"国家队"进一步明晰自身定位，也需要"国家队"的管理者赋予"国家队"更多的权利，还需要制定可操作性的规则，利用行政手段要求"地方队"在规则中充分实质性参与。

路漫漫其修远兮，但只要管理者和"国家队""地方队"充分配合联动，进入"世界杯"的概率一定很大。

1.14 世界患者安全联盟与全球患者安全挑战

为响应世界卫生大会敦促会员国尽可能密切关注患者安全问题的决议（WHO55.18，2002），世界卫生组织在2004年5月第57届世界健康大会上提案，支持成立改善患者安全的国际联盟。同年10月，世界患者安全联盟成立，旨在协调和加快全球患者安全的改善。联盟聚集了卫生行政部门、患者安全相关国家机构、卫生保健专业协会、用户组织及患者安全专家，提出"安全"是患者接受医疗服务的基本原则，是体现卫生保健质量管理的基本要素。

1.14.1 世界患者安全联盟概述

（1）联盟的核心工作内容：确定全球患者安全面临的挑战，联盟每两年要重新确定一个全球患者安全面临的挑战，强调世界卫生组织各会员国在患者安全方面潜在的一个风险问题，以唤起全球承诺和行动。

（2）联盟的6个研究领域：①全球患者安全挑战（global patient safety challenge）；②患者参与患者安全（patients for patient safety）；③制定患者安全的分类（developing a patient safety taxonomy）；④患者安全领域（research for patient safety）；⑤患者安全对策（solution for patient safety）；⑥患者安全的报告与学习系统（reporting and learning）。

（3）联盟的3项核心原则：①立足于以患者为中心，从而改善全球患者的安全；②致力于了解和探索本国及国际的患者安全信息及方法，包括重点探索在发展中国家及欠发达国家解决患者安全问题的方法和工具；③期望建立解决患者安全问题干预措施的知识基础，从而更快、更系统地在全球传播有效的信息和知识。

1.14.2 联盟面临的挑战

目前，世界患者安全联盟面临的主要挑战有医护清洁、患者参与、患者安全研究、探索患者安全解决方案、患者安全问题的报告和学习。

2005 年至今，患者安全联盟共发布了 3 项全球患者安全挑战，旨在"推动患者安全持续改进，促进预防患者伤害的安全管理"。

（1）清洁卫生更安全：第一项全球患者安全挑战由 WHO 于 2005 年 10 月发起，旨在减少世界各地的卫生保健相关感染。2005—2006 年"全球患者安全挑战"的主题是"清洁卫生更安全"（图 1-13）。其关注的焦点是如何预防与卫生保健相关的感染，而要传达的核心信息则是用简单的措施拯救生命。

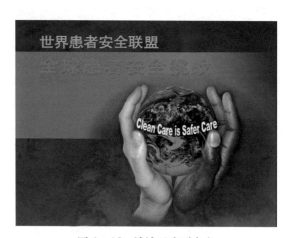

图 1-13　清洁卫生更安全

卫生保健相关感染（也称为医院感染）具有重大患者安全问题的诸多特征。它由多种原因引起，既与卫生保健提供的系统有关，也与其过程相关，还与行为规范有关。因此，全球每年有数以亿计的患者在接受卫生保健服务时感染，从而导致病情加重，或者延长住院时间，或者出现残疾甚至死亡的状况。这不但让当事人身心受损，也让医疗卫生系统承受大量额外的经济负担。医学保健相关感染不可能被完全消灭，但是可以通过一些简单且有效的干预措施或策略降低感染概率。第一项全球患者安全挑战的组成要素如下。

1）血液安全：在采集、处理和使用血液制品时，推广应用最理想的手部卫生规范；推广应用献血者皮肤消毒，防止血液污染；在病床边开展有关临床安全输血规范的在职教育和培训。

2）注射规范和免疫接种：推动注射和免疫接种时采用最理想的手部卫生规范；加强高层承诺，在全国范围提供免疫接种服务时使用自毁式注射器；作为卫生保健机构废弃物综合管理的一部分，采取措施确保安全处理尖锐废弃物品。

3）水、基本卫生设施和废弃物处理：确保卫生保健机构可通过有效途径获取质量合格的水供应来改进卫生状况，尤其是手部卫生；确保采取正确方法处理废弃物，尤其是那些高度感染性的卫生保健废弃物，如注射器和锐器。

4）临床操作安全：针对卫生保健机构的需求，启动专门的教育项目来改进外科操作的安全；在进行外科手术准备时，可使用抗微生物肥皂和水或者含酒精的擦洗液来洗手，以减少外科相关感染；获得安全的急诊和基本外科护理，包括可以得到和采用临床操作和设备器材使用的最佳规范。

5）手部卫生：加强国家高层的承诺，实施国家策略来改善手部卫生；在全球试点地区检查《WHO 卫生保健中手部卫生准则（最新草案）》的实施状况。

（2）安全手术拯救生命：第二项全球患者安全挑战由 WHO 于 2007 年 1 月启动，主题是"安全手术拯救生命"（图 1-14），目标是通过确保对已被各国证明的护理标准的遵从度来提高全世界手术治疗的安全性。

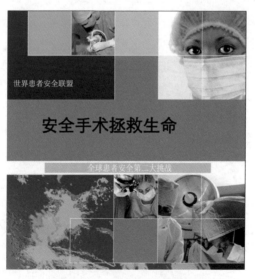

图 1-14 安全手术拯救生命

手术治疗已经成为全球医疗服务的基本组成部分，手术治疗在拯救生命和避免伤残方面有显著的成效。尽管手术的目的是拯救生命，但是高能量手术可及性的缺乏及不安全的手术治疗可能会给患者带来严重的伤害。随着手术治疗的普及，手术治疗对公共卫生医疗系统的影响逐渐增大，因此不安全的手术治疗所引起的患者安全问题也被全世界广泛关注和认识。在手术过程中，导致不安全手术的因素包括基础设施和设备简陋、药品质量及药品供应不可靠、组织管理不力、感染控制不妥、人员配置不够及培训不足等原因。因此，在医疗系统推动更安全的手术治疗，可以拯救百万患者的生命和健康。

"安全手术拯救生命"挑战的目标是希望通过确定一套可以在世界卫生组织各成员国应用的核心安全标准来改善全球手术治疗的安全状况。结合相关文献和全球临床医师的经验，国际专家们在手术治疗安全中手术部位感染的预防、安全麻醉、安全手术团队和手术服务措施等 4 个领域达成共识。

（3）用药安全：2017 年 3 月 29 日， WHO 在德国波恩举行的第二届全球患者安全部级峰会上发布了第三项全球患者安全挑战：用药安全，旨在解决卫生系统中导致药物错误和严重伤害的薄弱防线。提出改善药物处方、调配和消费方式的解决方法，并加深患者对不当使用药物相关风险的认识，并在未来 5 年内将所有国家严重和可避免的药物相关伤害减少 50％。

每位医师都会通过药物预防或者治疗疾病。但是，用药不当，监控不力，错误、意外或沟通等原因有时也会使药物对健康造成严重伤害。大多数伤害来自照护过程中的组织和协调出现了系统故障，特别是当多个卫生保健提供者参与患者医疗照护时尤其如此。例如，医嘱、处方、分发、准备、给药或服用错误的药物，剂量、时间错误等。但这些用药错误都是可以避免的，通过正确的用药系统和流程确保正确的患者在正确的时间通过正确的途径以正确的剂量接受正确的药物而避免用药错误。

在全球医疗卫生保健系统中，用药错误是导致患者伤害的主要原因之一。这种伤害的性质和规模在不同收入国家是不一致的，但是全球每年用药错误相关的费用约为 420 亿美元，而且在低收入国家中由于用药错误导致的失能调整生命年是高收入国家的 2 倍。用药错误更容易发生在不完善的药物使用系统或人为因素中，例如，疲劳、人员短缺、缺乏有效的用药监测等，这些错误可能导致严重的伤害、伤残，甚至死亡。

第三项全球患者安全挑战具体目标：①评估可预防伤害的范围和性质，并加强对这些伤害的监测和检验；②建立一个能使患者、健康专家和各成员国改善对用药各个环节监测的行动方案，这个方案能够适用于各个成员国；③提供指导、材料、技术和工具支持用药安全系统的运行以减少用药错误；④提高与药物使用利害相关者、合作者和行业等对用药安全问题的认识，并为药物安全的提高做出积极的努力；⑤鼓励患者及家人和护理人员参与疾病治疗或护理的决定，提出问题，发现错误并有效地管理其药物相关治疗。

1.15　比尔·克林顿与患者安全运动基金会

说起比尔·克林顿，最著名的莫过于打败老布什的那句名言"It's economy, stupid（笨蛋，问题在经济）"。在克林顿执政的两届任期内，美国经济始终处于持续扩张和繁荣状态，创下了美国经济发展史上的新纪录。在此期间 GDP 高速增长，通货膨胀始终处于低位，巨额财政赤字消失，失业率降到 30 年来的最低。令人想不到的是，在患者安全领域竟能看到克林顿活跃的身影。他在美国患者安全运动基金会每年年度峰会上都发表主旨演讲，致力推动患者安全活动的发展。

美国患者安全运动基金会（Patient Safety Movement Foundation, PSMF）是于 2013 年在 Masimo 基金会支持下建立的非营利性组织，旨在减少因医疗事故而死于医院内的患者伤害事件的发生。PSMF 在成立之初就已经确定了其"每年挽救 20 万例可预防的患者死亡"的目标。同时， PSMF 于 2013 年组织了第一届世界患者安全与科技峰会，并在会上确立了"在 2020 年之前实现可预防的患者零死亡"（0X2020）的目标。直至 2019 年，PSMF 已经举办 7 次世界患者安全与科学技术峰会，自 2013 年首次峰会以来，共挽救了 273 077 人的生命。

（1）第一届世界患者安全与科学技术峰会（2013 年）。

此次峰会明确通过提供具体、具有高影响力的方法解决患者安全问题——可操作的患者安全解决方案（Actionable Patient Safety Solutions, APSS）。鼓励医疗技术公司共享其所购买的设备数据，并要求医院做出承诺来应用这些方法。PMSF 将致力于在 2020 年使可预防的患者死亡例数降至零。此次峰会后，9 家领先的医疗公司（Cercacor, Cerner, Dräger, GE Healthcare Systems, Masimo, Smiths Medical, Sonosite, Surgicount, Zoll）首次公开承诺其公司的设备可以操作共享。这项承诺可以让已收集到的患者数据能够显示在这些公司的设备上，便于患者和临床医师获取。

2013 年患者安全挑战（任务）：监测阿片类药物引起的呼吸抑制；药物治疗与用药错误；贫血和输血；最优的新生儿氧气目标；新生儿先天性心脏病检测；中心静脉导管相关性血流感染。

（2）第二届世界患者安全与科学技术峰会（2014 年）。

此次峰会宣布每年有超过 20 万例患者死于可预防的原因。患者安全运动基金会可以通过可行的理念和创新转变护理过程以处理患者安全相关的多种因素，从而极大提高患者安全并减少院内患者不必要的死亡。

2014 年患者安全挑战（任务）：医疗卫生相关感染；信息传递和沟通；创建安全文化。

（3）第三届全球患者安全与科学技术峰会（2015 年）。

已经有 500 多家医院和许多医疗技术公司加入了患者安全运动，并承诺将会减少可预防的患者死亡数量。患者安全运动基金会创始人 Joe Kiani 宣布，自从医院开始实施一系列 APSS 以来，超过 6 411 例的患者生命已被挽救。

2015 年患者安全挑战（任务）：早期发现和治疗白血病；医院内心脏骤停的预防和复苏；患者自信建立。

（4）第四届全球患者安全与科学技术峰会（2016 年）。

峰会汇聚了来自医疗保健机构、医疗保健行业、健康倡导者团体和公共政策制定者的管理者，讨论如何解决导致医院内不必要死亡（可预防死亡）的主要因素。2016 年，基金会收到了代表 1 631 家医院的承诺，这些医院已经挽救了 24 643 名患者的生命。此次会议不仅颁发了每年的人道主义奖，且首次宣布了患者安全创新大赛的优胜者。

2016 年患者安全挑战（任务）：优化产科安全；安全气道管理。

（5）第五届全球患者安全与科学技术峰会（2017 年）。

此次峰会讨论如何应对导致医院可预防的患者死亡的主要原因。患者安全运动基金会第一次在开会前夕召开了以坦率沟通和最佳解决方法为主题的会前会议。全体发言人的发言及小组人员的讨论都关注现阶段的患者安全问题。

2017 年患者安全挑战（任务）：静脉血栓栓塞、急性精神病入院、儿科药物不良事件。

（6）第六届全球患者安全与科学技术峰会（2018 年）。

国际医院领导者、医疗和信息技术公司、健康倡导者团体、公共政策制定者和政府人员参会，共同讨论了在世界各地的医院中导致可以预防的患者死亡的主要原因及解决方案。

2018 年患者安全挑战（任务）：减少不必要的剖宫产；跌倒伤害的预防；鼻饲和引流管的放置和验证；个人和家庭参与。

（7）第七届全球患者安全与科学技术峰会（2019 年）。

峰会聚集了来自世界各地的医院领导者、医疗和信息技术公司、患者团体、公共政策制定者和政府人员。与会者讨论了解决全球医院可预防性患者死亡主要挑战的解决方案。大会宣布，由于 4710 多家医院及 89 家医疗保健技术公司共同致力于患者安全工作，在 2018 年挽救了 90146 人的生命。

2019 年患者安全挑战（任务）：老年患者术后谵妄。

2

"黑天鹅"与"灰犀牛"
——危机无处不在

2.1 "黑天鹅"，从英国脱欧说起

尽管《黑天鹅》一书被英国《星期日泰晤士报》评为"二战之后最有影响力的 12 本书籍"之一，"黑天鹅"一词被中国大众所熟知，却是从英国脱欧开始的。脱欧让英国站在了前方未知的十字路口，也让世界各国人民疑惑，在全球化日益深化的今天，英国民众为什么会做出这个选择？

52% *vs* 48%，这是英国支持脱欧和支持留在欧洲的最终公投结果。这说明在英国国内，脱欧与留欧并没有压倒性的民意基础，但是对世界而言，这个结果却是"黑天鹅"，因为它超越了大多数人原本的预期。什么是"黑天鹅"，它的出现为何会造成如此大的影响，它隐含的内在逻辑是什么？解释这些问题，还得要回到原点，重温黎巴嫩裔美国作家塔勒布及他的代表性专著《黑天鹅》。

在发现澳大利亚黑天鹅之前，所有的欧洲人都确信天鹅全部是白色的。但随着航海时代到来，欧洲人到达澳大利亚，人们千百年来所确信的观念终被改变，这说明了我们通过观察或经验判断得出的结论具有严重的局限性和脆弱性。在这里，"黑天鹅"是指满足以下三个特点的事件（摘自塔勒布所著《黑天鹅》一书）：

（1）具有意外性，即它在通常的预期之外，也就是在过去没有任何能够确定它发生的可能性的证据。

（2）它会产生极端影响。

（3）尽管具有意外性，但人的本性促使我们在事后为它的发生编造理由，并且使它看起来变得可解释和可预测。

简而言之，这三点概括起来就是：稀有性、极大的冲击性和事后（而不是事前）可预测性。

英国脱欧为什么是黑天鹅事件，因为三个特点全部满足。首先，它具有意外性，虽然民意胶着，但根据英国各大民调公投前所做的民调显示，支持留在欧洲的比例一直都是大于支持脱欧的比例，这也让更多的人确信公投结果将是留欧。全球化、多极化是当今世界发展的主要趋势，国与国之间的关系变得更为依赖，地球村的村民不太相信英国会选择脱离他人。从 1965 年，德国、法国、意大利、荷兰、比利时及卢森堡六国成立欧洲共同体，到 1991 年，《马斯特里赫特条约》签署，欧盟正式诞生，再到 1999 年，欧元开始流通使用，欧洲联盟一直都是全球最有影响力的"朋友圈"，很多国家都排着队想要加入，英国之外的大多数国家民众不太相信它会主动"退群"。因此，英国脱欧对绝大多数人而言是相当意外的。其次，它会产生极端影响，英镑的大幅度贬值就是直接的体现。尚且不论长远来看脱欧对英国而言是弊多还是利多，公投当天（2016 年 6 月 23 日），全球股市重挫，可以说，脱欧加重了当前全球经济成长的悲观预期。再次，尽管脱欧具有意外性，但事后看起来好像又很有理由可以预测它的发生。几十年来，英国与欧盟一直若即若离，伦敦拒绝欧洲统一货币，拒绝人员自由流通的申根协定，拒绝从团结互助原则出发的财政预算，似乎早有预兆。总之，事后来看，许多的理由使脱欧看起来可以解释。

2.2 "灰犀牛"，如何应对大概率危机

自从塔勒布的《黑天鹅》出版后，小概率风险事件的巨大理论冲击吸睛无数。时至今日，人们已经把"黑天鹅理论"奉为圭臬。如果以"黑天鹅"比喻小概率而又影响巨大的事件，那么"灰犀牛"则是比喻大概率且影响巨大的潜在危机。"黑天鹅"挑战我们的想象力和预测力，"灰犀牛"则挑战我们的应变力和行动力。在这快速变化的时代，一群显而易见的"灰犀牛"迈着沉重的脚步离我们越来越近。如何识别和应对，要从米歇尔·渥克（Michele Wucher）的《灰犀牛》一书中吸取智慧。

2.2.1 承认"灰犀牛"的存在

区别于黑天鹅事件带来的冲击，身边大概率的、明显的危机事件很有可能被认为理所应当会得到处理，但有时也会被推到一边甚至置之不理。每个人都看到了房间里的大象，但是每个人都不愿意提起它，因为提起它会让人不安。就像2015年股市几乎到达了"疯牛"的地步，部分公司市盈率严重超越了公司本身的盈利能力，但没有人愿意提起或是相信这个风险，以至于股灾来临，很多人不但赔掉了牛市期间的利润，甚至血本无归。把一个大概率的"灰犀牛式"危机事件看成是一个小概率的"黑天鹅式"危机事件，其实是人们为了避免承认令人不安的现实而给自己建立的自我保护机制，因为我们的思维结构和社会机制也会促使我们去躲避不愿见到的事情。可以对"高概率"的定义及其发生时间提出异议，但是一定不能否定它的存在。如果投资者意识到市盈率已经严重偏离正常区间，那么需要着手去做的就是去掉杠杆，降低危位，而不是纠结指数的修正是发生7月、8月还是9月。

2.2.2 定义"灰犀牛"的类型

黑犀牛、白犀牛、苏门答腊犀牛、爪哇犀牛、印度犀牛……所有这些犀牛都属于灰犀牛。从远到近，当我们看清楚时，它们很可能已经来到我们面前了。立刻应对所有在你身边的"灰犀牛危机"是不可能的，我们需要定义每个危机的性质，确定各个事件的轻重缓急，用一种适当的方式来表述危机，这样才能吸引那些有能力和权力处理它的人对此采取行动。

对问题的定性和描述直接决定着是否能够让人采取行动，以及应对措施是否会最终奏效。我们总是在抱怨医院运行中存在的诸多质量问题，决策层不够关注或没有采取更多的积极行动和干预，但同时，我们又是否对"灰犀牛危机"进行了充分的定性和表述？

2.2.3 不要静立不动

当我们心情愉悦或是悲伤沮丧的时候，直觉和理性极有可能欺骗我们；当我们静立不动的时候，直觉和理性也会欺骗我们。"灰犀牛"向你奔来的时候，在距离 1 000 米、500 米、200 米甚至是快要临近的时候采取防范举措，效果可能不尽相同，但总要好于站在原地，一动不动。人们一直都在采用各种防范措施，即使他们并不能确定自己是否会面对"灰犀牛"。尽管我们没有遇到过车祸，没有遭遇重大疾病，我们还是会在驾驶的时候系上安全带、购买车辆保险，或是疾病保险，虽然没有感染流感、乙肝等疾病，我们还是会注射疫苗。不要静立不动，意味着当"灰犀牛危机"迫近，在恐慌情绪影响判断的时候，可以更从容、理智地采取积极行动。就算你没有能力做出必要的重大变革，那么也应该想想还有哪些可行的、小一点的举措。

2.2.4 不要浪费危机

有时候，被"灰犀牛危机"袭击是不可避免的，但危机也可能会创造出意想不到的机遇。金融领域里，大多数投资者在市场泡沫时期冲动加仓，而在随后的市场恐慌中损失惨重，束手无策。对另一部分投资者而言，则会从市场的逆转中获利，这些利润正是从市场上的"莽汉"那里获得的。对于不愿意承认

"灰犀牛危机"存在的人,或对"灰犀牛危机"逼近静立不动的人而言,恐怕只有在危机发生后才会追悔莫及并开始反思。有时候,阻止下一个危机到来的最佳时机恰恰是在灾难发生之后。

2.2.5 站在顺风处

站在顺风处应对"灰犀牛危机"出于两个考虑。第一,站在顺风处可便于看清那个看似遥远的风险是如何一点点靠近的。第二,站在顺风处有利于我们宏观精准地剖析哪些环节影响和制约我们解决"灰犀牛危机"。当危险远在天边而非近在眼前的时候,说服别人进行变革几乎是一件不可能完成的事情,在这种情况下,就更需要我们站在顺风处。通俗一点表达,站得高,才可以看得远。

2.2.6 努力让自己成为可以管控"灰犀牛"式危机的人

在野外发现灰犀牛,挺身而出并指引大家远离,这是一个英雄般的人物。除了英雄般的气质,更需要出众的能力。在发现危机、提醒他人防范危机、制订解决方案及把计划转化成行动等过程中,个人能起到至关重要的作用。"一切都取决于这样的一个人,如果一个公司中没有这样的领袖人物,那么一切都是徒劳的",在米歇尔·渥克的《灰犀牛》一书中,她对这样的人的定义如下:那些愿意同大多数人背道而驰,愿意推翻错误的体制,愿意激励他人一同行动的人。

2.3 以"黑天鹅"和"灰犀牛"的角度审视医疗质量与患者安全

2017年7月14—15日，全国金融会议在北京召开，这是继1997年11月、2002年2月、2007年1月和2012年1月之后召开的第五次全国金融会议。会议的重要内容之一就是探讨防范金融风险。主动防范化解系统性金融风险，着力完善金融安全防线和风险应急处置机制被放在了更加重要的位置。7月17日金融工作会议召开后的首个工作日，《人民日报》刊发评论员文章"有效防范金融风险"，文中提到：防范化解金融风险，需要增强忧患意识。既防"黑天鹅"，也防"灰犀牛"，对各类风险苗头既不能掉以轻心，也不能置若罔闻。"黑天鹅""灰犀牛"第一次出现在中央政府对危机的应对上。

2019年1月21日，在省部级主要领导干部"坚持底线思维着力防范化解重大风险"专题研讨班开班仪式上，习近平总书记再次以"黑天鹅"与"灰犀牛"比喻重大风险。他强调，面对波谲云诡的国际形势、复杂敏感的周边环境、艰巨繁重的改革、发展、稳定任务，我们必须始终保持高度警惕，既要高度警惕"黑天鹅"事件，也要防范"灰犀牛"事件；既要有防范风险的先手，也要有应对和化解风险挑战的高招；既要打好防范和抵御风险的有准备之战，也要打好化险为夷、转危为机的战略主动战。

塔勒布和米歇尔·渥克可能没有想到，他们所提出的"黑天鹅"与"灰犀牛"概念，漂洋过海，竟然在中国受到如此重视。虽然这两个概念在金融、社会治理领域较为多见，但是其风险管控的理念绝不仅仅在此，"黑天鹅"与"灰犀牛"理应被更多的管理者重视。可以类比，医疗质量与患者安全管理就要求我们应对一只只的"黑天鹅"与一头头的"灰犀牛"。

当我还在大学实习时，我的老师、海军军医大学第一附属医院李静院长就指导我：质量管理就像在沙漠里守护一株植物，你天天浇水，它也不一定能开出一朵花，但是你一天不浇水，这株植物就可能会死掉。我明白这是医疗质量领域的大家和前辈多年工作的体会。但是直到我工作，并从事质量管理工作一段时间以后，才有了更深的认识。相比处理医疗质量与患者安全管理中的一件件缺陷本身，对管理者而言，设计出一套大家容易做对而不容易出错的系统更为重要。但设计这样一套系统，需要我们更加系统和全面地看待这一个个缺陷，也就是说，要更加系统地审视医疗质量与患者安全中的"黑天鹅"与"灰犀牛"。

突发心血管事件、患者在非预期状态下转入 ICU、患者自杀，等等，不一而足，都是管理者最头痛的"黑天鹅"事件。除了疲于应付这些"黑天鹅"出现之后，患者及家属对医院的质疑，或是由此引起的投诉、纠纷，我们有没有进一步深入地分析这些"黑天鹅"是怎么发生的，我们能否为阻止下一只"黑天鹅"出现而做点什么？

病历复制粘贴、知情同意流于形式、三级检诊、疑难病例讨论没有得到严格落实……质量管理者面对这些"灰犀牛"仿佛已经无能为力，就像米歇尔·渥克在《灰犀牛》中所比喻的，它就仿佛是房间里的大象，每个人都看得到它的存在，但就是不提起它，因为提起它会让人不安。人类社会最可怕的并非不可预知的小概率"黑天鹅"事件，其实，更可怕的是近在眼前的大概率事件的发生。当小概率事件聚成一体时，大概率事件发生的可能性就会大大增加。当你总是在病历书写、知情同意等制度上疏失，当你总是在容易管理、抗感染方案选择等内涵质量上有所欠缺，"黑天鹅事件"也将会大概率发生在你身上。

在医疗质量与患者安全领域，有太多的教科书告诉我们应该怎么做，但这些书总是容易被束之高阁。有 JCI、 ISO9000、三级综合医院评审标准等太多的准则告诉我们医院应该怎么建、怎么管，但我们更多的却是生搬硬套，鲜于融合创新。作为一名管理者，如果我们拱默尸禄，或者只是静待下一次"尽如所期"的事件，而不能积极解决这些早就已经摆在我们面前的危机，我们就不是尽职尽责的。站在顺风处，保持头脑清醒，建立预防机制，形成严格习惯，我们就可能成为管控"灰犀牛"的人，做到"绝地反击"。

2.4　患者安全的"黑天鹅"事件

2.4.1　"Never Event"，一黑到底

你能否想象左侧手术却做了右侧？你能否想象术后竟然有异物遗留在体内？你能否想象服用了医师错开的处方药物而发生严重不良反应？挑战想象、不可思议的"黑天鹅"还有很多很多。错误的部位/体侧，错误的植入，错误的手术和手术异物遗留被称为"绝不事件"（Never Event），在众多的患者安全事件中，这是最让人"毛骨悚然"的"黑天鹅"。

"绝不事件"于2001年由美国国家质量论坛（NQF）提出，用以指那些本不应该发生的令人震惊的医疗错误。此后，该范围扩大到那些性质明确（可明确识别和衡量的）、后果严重（导致死亡或明显残疾）且通常可以预防的不良事件。2002年，NQF首先确定了27种"绝不事件"，之后不断修订。最近一次修订是在2016年，29种"绝不事件"被划分进入手术、产品或设备、患者保护、照护管理、环境、放射、犯罪七大类别。

因为"绝不事件"是毁灭性的而且是可以预防的，医疗保健机构面临彻底消除它们的挑战。2007年8月，美国联邦医疗保险和医疗救助服务中心（CMS）宣称医疗保险将不再为过多的可预防的错误支付额外的费用，包括那些被关注的"绝不事件"。此后，许多国家和私人保险公司都采取了类似的政策。自2009年2月起，CMS不再支付任何与手术部位错误相关的费用。

为了担当责任和促进医疗质量改善，"绝不事件"也正在被公开报道。由于NQF在2002年发布了最初的"绝不事件"（表2-1），有11个州强制要求医疗机构一旦发生此类事件须及时报告，另有16个州强制报告严重不良事件（包含了NQF的大多数"绝不事件"）。

表 2-1 美国国家质量论坛卫生保健 29 个"绝不事件"（2016 年修订）

事件类型	具 体 事 件
（1）手术事件	1）在错误的身体部位进行手术或其他侵入性操作 2）在错误的患者身上进行手术或其他侵入性操作 3）对患者实施了错误的手术或其他侵入性操作 4）术后或其他操作后将不该置于人体的异物遗留在患者体内 5）美国麻醉医师协会所列术中或术后即刻死亡的 I 类患者
（2）产品或设备事件	6）与卫生保健工作中使用被污染的药品、设备或生物制剂相关的患者死亡或严重伤害 7）在患者照护中使用与设备原定作用无关的操作导致患者死亡或严重损伤 8）发生在健康照护中与血管内空气栓塞相关的患者死亡或严重损伤
（3）患者保护事件	9）让不能自主决定的任何年龄的患者/居民出院或转交给非专业人员 10）与患者出走/失踪相关的患者死亡或严重失能/残疾 11）在医疗机构照护过程中发生的由于患者自杀、企图自杀或自残而致的严重失能/残疾
（4）照护管理事件	12）与药品错误相关的患者死亡或严重损伤（例如，错误包括药物错误、剂量错误、患者错误、时间错误、频率错误、备药错误或给药途径错误） 13）与血液制品不安全管理相关的患者死亡或严重损伤 14）在医疗保健机构中发生的低风险孕妇分娩相关的孕产妇死亡或严重损伤 15）与低风险孕妇分娩相关的新生儿死亡或严重损伤 16）人工授精时使用错误捐赠者的精子或卵子 17）在医疗机构内发生的与跌倒相关的患者死亡或严重损伤 18）入院后或在医疗机构内发生的任何三四级或不能分级的压疮 19）患者由于不可弥补、不可替代的生物样本遗失而导致的死亡或严重失能/残疾 20）由于随访无效或实验室、病理或影像学检查结果沟通无效导致的患者死亡或损伤
（5）环境事件	21）在医疗机构内部发生的与电击相关的患者或工作人员死亡或严重失能/残疾 22）氧气或其他气体输送错误，包括无气、气体错误或气体被有毒成分污染而发生的任何意外 23）医疗机构内发生的任意火源所致烧伤导致患者或工作人员死亡或严重损伤 24）医疗机构内由于使用约束器具或床栏所致的患者死亡或严重损伤
（6）放射事件	25）由于带入金属物品至 MRI 区域而导致患者或工作人员死亡或严重损伤

续 表

事件类型	具 体 事 件
（7）犯罪事件	26）任何非医师、护士、药剂师或其他医疗保健提供者本人下医嘱或提供医疗保健服务的情况 27）绑架任何年龄的患者/居民 28）发生在医疗保健机构内对患者的性虐待或性侵事件 29）医疗保健机构内发生的患者或医务人员因遭受身体攻击导致的死亡或严重损伤

　　"绝不事件"的发生不仅会对患者造成严重的生理和心理伤害，也会加剧患者和医疗服务提供者之间的紧张关系。在医院层面，这类事件造成对医疗提供者名誉的消极影响，也会增加财政负担。因此，更好地理解为什么会发生这类事件，并努力减少这类事件的发生频率，对于患者的安全改进非常重要。

　　大多数"绝不事件"是极为罕见的。在我国，人们对"绝不事件"知之甚少，更缺少相关的流行病学数据。回顾性分析表明，在美国，每 12 248 例手术中，就会发生 1 例"绝不事件"；而在英国，每 20 000 例手术中就会发生 1 例"绝不事件"。尽管相对人口基数来讲，个体事件极为罕见，然而依然有那么多的严重错误在发生。2013 年的一项研究表明，在美国每年会发生 4 000 多件手术警讯事件。

　　梅奥医学中心于 2015 年发表研究报告（图 2-1），对 2009 年 8 月到 2014 年 8 月这 5 年内的 150 多万台手术和其他侵入性手术中的"绝不事件"进行了研究，"绝不事件"共 69 例，所占比例约为 1/22 000。这些"绝不事件"有以下特征。

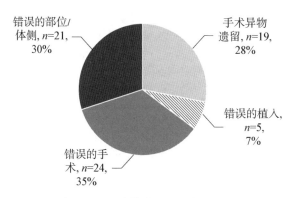

图 2-1　69 例"绝不事件"的构成

（1）错误的部位/体侧 21 件，错误的植入 5 件，错误的手术 24 件和手术异物遗留 19 件。

（2）40 例"绝不事件"是在手术室中发生的，剩下的 29 例发生在内镜或介入放射学等手术区域。

（3）常规手术有 24 例（35％），微创手术 3 例（4％）。42 例发生在小型手术中，其中麻醉阻滞和置管术 16 例（23％），介入放疗 15 例（22％），内镜检查 5 例（7％），其他小的皮肤和软组织手术 6 例（9％）。

（4）19 例异物遗留事件中，7 例（37％）与线、管子和针头滞留相关，10 例为（53％）其他物品，2 例为手术用海绵。

（5）68％的事件在手术当天被发现，10％在术后 1 天发现，87％的事件会在 1 周内被检测出来，剩下的在术后 1 年被发现。

（6）没有发现"绝不事件"造成的术中和 30 天死亡病例，有 1 例在术后 30 天死亡，但不是"绝不事件"造成的。

（7）52％的病例因为"绝不事件"进行了额外的二次手术。异物遗留和错误植入病例中分别有 75％和 60％进行了二次手术，而错误手术程序和错误手术部位病例分别有 45％和 42％进行了二次手术。

研究者通过运用起源于航空安全的人为因素分析与分类系统（Human Factors Analysis and Classification System，HFACS）对 69 起"绝不事件"的发生是否存在人为因素进行了进一步分析，确定了 628 个人为因素与事件发生相关。操作错误（$n=260$）和操作前评估错误（$n=296$）是 4 种不同类型错误的主要因素，其中最常见的操作错误是不全面的确认（$n=36$）及理解错误（$n=36$）。最常见的操作前评估错误包括过度关注单一问题（$n=33$）和缺少充分的沟通（$n=30$）。也就是说，认知因素（理解错误、关注单一问题、缺少充分沟通等）是与"绝不事件"发生最相关的人为因素，这一发现表明个人或者一个团队的认知能力范围可能不足。随着患者数量、手术相关的复杂性的增加，团队成员不稳定，认知能力是受到挑战的，认知能力不足可能导致个人不按预期遵守程序。

运用系统工程或者信息技术减少严重不良事件的发生是患者安全管理的重要组成部分。在美国，各州推动使用条形码手术海绵计数系统，将每 150 万手术中遗留海绵的发生率从约 29 例降到了 2 例，减少了 93％的遗留海绵事件，但这并不能完全解决医疗问题。医疗保健系统绝大部分还是由人工完成，这就决定了人力在治疗患者和医疗错误中也占据着重要的位置。所以，尽管有海绵条形码扫描，仍有 2 例重大病例发生海绵遗留事件。在这 2 例事件中，众多原因被提及，包括认知因素（确认失误、精神疲劳、注意力集中在某个单独事件），合规性错误以及沟通因素。

可能我们永远无法杜绝"绝不事件"这只"黑天鹅"出现，就像无法保证医疗服务提供者永远不出现认知错误。但是，在解决认知因素的系统改进、团队资源管理及认知偏差纠正中注重质量和干预措施，可以减少错误并进一步保障患者的安全。所以，归根结底还是要回到人的因素上来。

2.4.2 突发心血管事件，高悬的"达摩克利斯之剑"

在进入本节之前，先分享两个案例。

【案例 1】

一中年男性患者在耳鼻喉科行"甲状舌管囊肿"切除术。次日 20：30 患者在自主活动过程中突然晕倒，呼之不应、口唇发绀，家属急呼医师抢救，立即予以心肺复苏、气管插管，在心肺复苏成功后转入监护室。翌日 6：25 患者再次出现心跳停止，血压、血氧饱和度测不出，又实施抢救。8：50 在全院会诊过程中患者再次心跳停止，抢救至 9：22 宣布死亡。

【案例 2】

一老年女性患者，因"左侧甲状腺癌"入院行"双侧甲状腺叶切除术＋双侧中央区淋巴结清扫术＋左颈侧方淋巴结清扫术＋左下甲状旁腺移植＋双侧喉返神经探查术"。术后 3 天，患者在病房行走过程中诉心慌、心累，查血压 180/100 mmHg，予以坐位休息、口服（倍他乐克）降压等处理，20：09 患者出现呼之不应、意识丧失、叹息样呼吸，经抢救无效于 22：18 宣布死亡。

两例患者突发死亡，因未行尸检死因不详，但经院内讨论皆考虑肺栓塞可能性最大，属于突发心血管事件的范畴。突发心血管事件就像"达摩克利斯"之剑，对患者安全工作构成了极大挑战。

"达摩克利斯之剑"又称"悬顶之剑"，源自古希腊传说，狄奥尼修斯国王请他的大臣达摩克利斯赴宴，命其坐在悬挂于一根马鬃的一把寒光闪闪的利剑下，马鬃随时有可能断裂，利剑随时有可能掉落。因此，"达摩克利斯之剑"被用来表示时刻存在的风险（图 2-2）。在 2015 年 9 月 3 日纪念抗日战争

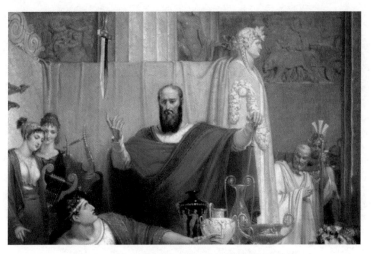

图 2-2 古希腊传说中的"达摩克利斯之剑"

胜利 70 周年的阅兵式上，习近平主席曾引用这个词汇："今天，和平与发展已经成为时代主题，但世界仍很不太平，战争的达摩克利斯之剑依然悬在人类头上"。

在众多的患者安全不良事件中，突发心血管事件可能是最让人头痛的那只"黑天鹅"，不仅因为它的出现最难以琢磨，更因为它一旦出现，往往伴随着凶险的结果。对患者家属而言，很难接受死神的突然来临；对医务工作者而言，除了感到事发突然外，更对为何事件会发生在我诊治的患者身上充满疑惑。对管理者而言，"庖丁解牛"般研究清楚突发心血管事件这只"黑天鹅"，将会对全院预防、预警及提高突发心血管事件的救治成功率起到促进作用。

笔者曾经收集过近几年医院突发心血管事件的相关数据，并作了初步的流行病学分析，希望这些数据对我们进一步认识这只"黑天鹅"有所帮助。

（1）突发心血管事件的界定：根据 ICD-10-CM 编码，突发心血管事件主要指心脏停搏事件、呼吸及心脏骤停事件、心源性猝死事件及急性肺栓塞事件（不包括并发流产、异位妊娠或葡萄胎妊娠及包含心肌梗死和传导疾病的患者），对应编码分别为 I46.901、I46.902、I46.101 和 I26.901。

（2）突发心血管事件流行病学特征的初步分析。

1）数据采集时间：2009—2016 年，共 8 年。

2）数据采集范围：全院所有住院患者。

3）数据采集方式：通过住院患者病历首页编码进行自动检索，即病历首页凡具有突发心血管事件诊断的，其病例都将被深度研究。

4）数据处理方式：采用 SPSS 统计学软件进行流行病学特征描述，运用 Chi-Square Goodness-of-Fit Test 进行差异性比较。

（3）初步看来，这只"黑天鹅"可能是这样的：

1）总体发病率：2009—2016 年 8 年间，突发心血管事件总共发生 665 件，发生率为每 10 万患者发生 72.27 件。肺栓塞是最常见的突发心血管事件（表 2-2）。

表 2-2　2009—2016 年突发心血管事件发病率

ICD-10-CM	事件类型	数量/n	比例/%	率/10 万
I46.901	心脏停搏	27	4.06	2.93
I46.101	心源性猝死	61	9.17	6.63
I46.902	呼吸及心脏骤停	187	28.12	20.32
I26.901	肺栓塞	390	58.65	42.38
	总数	665	100	72.27

注：不同事件类型发病率，$P<0.01$。

2）时间分布：不同年份间，事件发生率有统计学差异，研究时间段的后 3 年呈逐渐增多趋势，发生率最低为 2012/2013 年，为什么呈现这个特征？这是否与当时医院正处于三级医院综合评审中，对全院患者严格落实深静脉血栓规范预防有一定关系？不排除评审结束后，很多科室未再有效坚持规范预防举措（表 2-3）。

表 2-3　事件发生时间分布

年份	数量/n	同期住院量	率/10 万
2009	68	89 639	75.86
2010	80	102 028	78.41
2011	68	110 806	61.37
2012	62	111 285	55.71
2013	71	116 324	61.04
2014	86	128 786	66.78
2015	106	129 542	81.83
2016	124	132 476	93.60
合计	665	920 886	72.21

注：$P=0.007$（不同年份发病率）。

3）性别分布：心脏停搏、心源性猝死与呼吸心脏骤停之间并无性别差异，但肺栓塞在女性患者中发病率高于男性患者。总体而言，女性患者遭遇突发心血管事件的概率大于男性患者（表2-4）。

表2-4　事件发生性别分布

ICD-10-CM	事件类型	男	同期住院人数（男）	女	同期住院人数（女）	P值
I46.901	心脏停搏	17	447 428	10	473 458	0.135
I46.101	心源性猝死	34	447 428	27	473 458	0.264
I46.902	呼吸及心脏骤停	98	447 428	89	473 458	0.296
I25.901	肺栓塞	173	447 428	217	473 458	0.005
	总数	322	447 428	343	473 458	0.001

4）年龄分布：各种事件类型的年龄分布都有统计学差异，以59~74岁患者最为常见（表2-5）。

表2-5　事件发生年龄分布

ICD-10-CM	事件类型	<17岁	<44岁	<59岁	<74岁	<75岁	P值
I46.901	心脏停搏	2	2	3	9	11	<0.01
I46.101	心源性猝死	0	5	9	29	18	<0.01
I46.902	呼吸及心脏骤停	3	22	50	62	50	<0.01
I26.901	肺栓塞	4	68	111	166	41	<0.01
	总数	9	97	173	266	120	<0.01

5）科室分布：出乎意料的是，外科（有创操作）科室发病率低于内科（非有创操作）科室（表2-6）。

表2-6　事件发生科室分布

ICD-10-CM	事件类型	有创科室	非有创科室	P值
I46.901	心脏停搏	7	20	<0.01
I46.101	心源性猝死	7	54	<0.01
I46.902	呼吸及心脏骤停	66	121	<0.01
I26.901	肺栓塞	71	319	<0.01
	总数	151	514	<0.01

注：有创科室指外科手术科室、心脑血管介入、非血管介入等科室。

6）有创操作患者的发病率更高吗？心脏停搏、呼吸及心脏骤停事件与患者是否进行有创操作关系不大，反倒是发生急性肺栓塞的患者，未进行有创操作罹患的概率大于有创操作患者，这可能与患者入院时本身的健康特征有关（表2-7）。

表2-7 有创操作与突发心血管事件的关系

ICD-10-CM	事件类型	有创操作	未有创操作	P值
I46.901	心脏停搏	9	18	0.039
I46.101	心源性猝死	20	41	<0.01
I46.902	呼吸及心脏骤停	94	93	0.434
I26.901	肺栓塞	169	221	<0.01
	总数	292	373	<0.01

注：有创操作指外科手术、心脑血管介入、非血管介入等。

7）不同事件患者的平均住院日。总体而言，各事件患者间的平均住院日差异无统计学意义，但都高于医院同期总体的平均住院日（10.29 vs 8.33）（表2-8）。

表2-8 突发心血管事件的住院时长

ICD-10-CM	事件类型	数量	住院时长平均数	标准差	P值
I46.901	心脏停搏	27	9.96	15.878	
I46.101	心源性猝死	61	4.49	5.23	
I46.902	呼吸及心脏骤停	187	11.79	18.925	>0.05
I26.901	肺栓塞	390	10.49	15.154	
	总数	665	10.29	15.842	

注：最大住院时长282天。

8）不同事件患者的治疗结局。发生突发心血管事件的患者中，心脏停搏，心源性猝死与呼吸、心脏骤停的病死率最高，肺栓塞经过积极有效干预，可明显降低死亡率。但总体而言，突发心血管事件的病死率为51.4%，远高于全院同期总体病死率0.3%（表2-9）。

表2-9 突发心血管事件的治疗结果

ICD-10-CM	事件类型	治愈	好转	死亡	其他	P值
I46.901	心脏停搏	3	6	12	6	<0.01
I46.101	心源性猝死	0	2	58	1	<0.01

续　表

ICD - 10 - CM	事件类型	治愈	好转	死亡	其他	P 值
I46.902	呼吸及心脏骤停	19	36	65	67	<0.01
I26.901	肺栓塞	19	238	53	80	<0.01
	总数	41	282	188	154	<0.01

以上数据只是对于突发心血管事件这只黑天鹅的素描，因为存在以下 2 个问题，可能勾勒得不算特别精确：①数据采集严格来源于病案首页，鉴于病案首页质量在其填报的临床医师及编码员两方面都可能存在偏倚，因此，实际数据可能会被低估；②很多患者入院时已经有肺栓塞等诊断，统计时并未排除。因此，实际发病率更可能会被高估。

（4）进一步"解剖"突发心血管事件这只"黑天鹅"：尽管有临床医师对于疑似心血管事件没有明确诊断而未在病历首页填写，造成数据被低估，初步将所有含有突发心血管事件诊断的病例都纳入更有可能造成数据被高估。因此，我们进一步明确了排除标准，包括：①深静脉血栓明确诊断入院的；②因心电图检查急性 ST 段改变入院的；③入院当日即发生心脏事件的；④因呼吸及心脏骤停入院的；⑤入院后发现深静脉血栓，但未发生事件的。

按照这个标准，2014—2016 年 3 年间，发生突发心血管事件的病例数从318 例降低到了 55 例，在入院后无预兆的突发事件才会被定义为"黑天鹅"事件（图 2 - 3）。

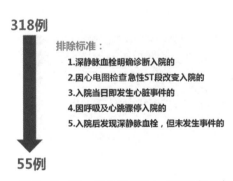

图 2 - 3　进一步分析 2014—2016 年 3 年数据

现在看起来，这只"黑天鹅"更可能是这样的（关于突发心血管事件的 10个流行病学特征）（表 2 - 10）。

表 2-10　十大关键流行病学特征

特征	描述	特征	描述
1. 性别	男性：40 例 女性：15 例 $P<0.05$	6. 是否行深静脉置管	是：31 例 否：24 例 $P<0.05$
2. 年龄	年龄中位数：60.6 岁 最大：81 岁 最小：11 岁 $P<0.05$	7. 入院诊断	恶性肿瘤：24 例 内科慢性疾病或其他非肿瘤专科疾病：31 例
3. 是否有过外科手术史	有：29 例 无：26 例 $P>0.05$	8. 是否相关检查确诊	是：6 例 否：49 例
4. 本次入院是否行有创操作	是：24 例 否：31 例 $P>0.05$	9. 事件发生后处置方式	现场急救：53 例 外科手术：2 例
5. BMI	正常（18.5~24）：23 例 超重（>24）：19 例 过轻（<18.5）：5 例 卧床无法测得：8 例 $P<0.05$	10. 治疗结果	好转：2 例 死亡及自动出院：53 例

　　经过对数据的反复修正，突发心血管事件这只"黑天鹅"看起来更加清晰了，但这毕竟只是一个医院的数据，因此它不可能代表该事件的全部面貌。但不管怎样，对于突发心血管事件这只"黑天鹅"，我们必须高度重视，因为数据告诉我们，55 例患者中只有 2 例好转，剩下 53 例的预后都极其凶险。除了在思想上更加重视，不断提高突发心血管事件的诊断和救治水平，还必须依靠更为先进的手段或者方法来提高预警能力，比如应用医疗大数据或者人工智能。关于预警，将在后面的章节中进行介绍。

2.4.3　非预期转入 ICU，不能承受之重

　　如果说突发心血管事件像高悬的"达摩克利斯之剑"让人感到胆战心惊，那么患者在住院期间非预期转入 ICU 则是家属的不能承受之重。"本来好好的，为什么突然就不行了？"这是患者因各种原因在非预期状态下转入 ICU 后家属最常见的疑问。因为根据经验来看，转入 ICU 不仅代表病情的加重，更意味着治疗费用的大幅增加。

　　患者非预期转入了 ICU 的主要原因是什么?是病情毫无征兆地突然变化，

还是出现了其他危及生命的症状？是否可以在转入之前就被识别，或者进行一定程度的干预就可以避免大部分的非预期转入？非预期转入患者的流行病学特征是什么？哪些患者应该被更加重视？这与医务人员的疏忽有关吗？如果想减少非预期状态下转入 ICU 的发生，就需要对这只"黑天鹅"有更进一步的认识。

美国曾于 20 世纪 90 年代和 21 世纪初期做过 2 次全国范围的调查，从非 ICU 转入 ICU 的患者中，非预期转入的比例高达 14% ～ 28%，最常见的原因是呼吸衰竭，在住院期间发生并发症的患者更可能发生非预期转入并有更高的病死率。通过对 120 家不同性质的医院及 ICU 超过 5 万名患者的数据分析，延迟转入 ICU 超过 6 小时或以上，病死率将会再增加 4.5%。

美国丹佛市国立犹太医学中心 2011 年发表的研究成果应该是近年来关于非预期转入 ICU 比较详细的数据分析。这项研究针对科罗拉多大学附属医院 2005 年 6 月 1 日至 2006 年 5 月 30 日这 1 年间所有 19 ～ 89 岁入住 ICU 的患者进行了独立评估，从研究期限内的 4 468 名转入 ICU 的患者中筛选出 152 个非计划转入事件。

从这 152 个非计划转入事件的总体数据来看，48% 由于原发病的加重而必须转入，39% 是由于出现了新的病情变化。其中，29 例非计划转入由人为因素造成，15 例因为入院时诊断分类错误本应该直接进入 ICU 而进入了其他科室，14 例因为在诊疗期间发生了医源性错误而导致非预期转入。

（1）什么原因导致了患者非计划转入 ICU？呼吸衰竭（27%）和脓毒症（9%）是导致患者非预期转入 ICU 最常见的原因。

152 名患者中有 7 名患者在转入前发生了心跳、呼吸骤停，但均成功实施了心肺复苏。

（2）非预期转入发生在患者入院多久之后？51 名患者（34%）的非预期转入发生在入院 24 小时之内，最常见的转入原因依次为：呼吸衰竭、高血压危象、低血压、消化道出血，以及急性冠脉综合征。

剩余的 101 名患者（66%）非预期转入发生在患者入院 2 天之后，呼吸衰竭（22%）仍然是最常见原因。

（3）非预期转入 ICU 的患者身上发生了什么？73 名患者非预期转入是因为入院时的原发病发生了恶化。59 名患者非预期转入是因为在入院疾病之外产生了新的病情，5 名患者是因为产生了危急值而需要加强监护及进一步实验室检查。15 名患者因为转入 ICU 前在急诊就诊时发生了分类错误（1 例为诊断错误，因为急诊医师轻视了病情以至于有 14 名患者本应进入 ICU 诊疗而收治在了非 ICU 科室）。

（4）有人为疏忽的存在吗？研究者认为有 29 名患者（19%）在转入 ICU 前的诊疗过程中存在错误，其中有 15 名患者是在入院时本该进入 ICU 而没有得到精准评估。剩余的 14 名患者因为医源性错误而导致了非预期转入，研究者同时认为这 29 个错误都是本可以避免的。

这 14 名医源性错误的患者具体情况是：①阿片类或苯二氮䓬药物过量 3 例；②容量超负荷 2 例；③胰岛素引起的低血糖 1 例；④抗生素相关不良反应 1 例；⑤β 受体阻滞剂过量 1 例；⑥过度利尿引起的急性肾衰竭 1 例；⑦治疗延迟、不正确或者治疗不充分 5 例。

（5）这些非预期转入可以避免吗？研究者认为，如果遵循现有的急诊分类标准，或者采取更早的或不同的干预措施，15 名因急诊分类错误而导致的非预期转入可以避免，14 名发生医源性错误患者中的 13 名可以避免。

（6）结局怎样？27 名非预期转入患者的治疗结局为死亡，病死率 18%，高于同期从医院急救部直接转入 ICU 患者的死亡率（6%）（$P<0.05$）。

患者 24 小时内转入的病死率小于超过 24 小时转入的（4% *vs* 22%，$P<0.05$）。

虽然这项研究存在一定的局限性，比如数据量不够大、单中心等问题，但由于非预期转入 ICU 患者的病死率明显增高，同时有不少患者可能在转入 ICU 前并没有被接诊医师严格应用 ICU 准入标准进行严格评估，或者在转入前发生医源性错误，这就要求我们更加谨慎地看待非预期转入 ICU 事件。

2.4.4　非计划再次手术与围手术期安全

对一名因车祸致双下肢骨折的患者来说，医师选择性地先对一侧进行手术，观察数日后，再入手术室对另一侧进行手术治疗，将不会带来任何质疑，因为这是计划中的事，患者当然也能理解。但如果车祸导致的是单侧骨折，在手术完毕后，时隔数日，医师告诉你，因为种种原因，你将再次进手术室进行手术，你可能会心生不悦。非计划的再次手术是对患者及家属的二次打击，因为除了心理上超出了预期，也有越来越多的研究表明其预示着更为凶险和不良的预后。正因如此，卫生部在 2011 年版《三级综合医院评审标准》中，专门对"非计划再次手术"的管理制定条款，要求医院有对非计划再次手术的监测、原因分析、反馈、整改和控制体系。从这个时候起，越来越多的医院开始将非计划再次手术作为医疗质量的重要监测指标。

与此同时，越来越多的国内外研究者开始对非计划再次手术进行研究和数据分析，掌握非计划再次手术的流行病学特征对管理者明确管理重点、制定改进举措具有重要参考意义。非计划再次手术的发生率会因为医院类型不同、入院诊断不同和初次手术不同等而有所差异。我国研究者发表的文献中，非计划再次手术的发生率大多小于 1%，国外研究者发表的发生率数据为 0.6% ~ 11.2%，从国内外数据来看，非计划再次手术仍为小概率事件。

随着对非计划再次手术的重视，临床大夫在患者术后出现以下情况时，一点也不可轻视：①大出血；②感染或脓液流出；③急腹症；④肠瘘及其他；⑤颅内出血、颅内高压、脑脊液漏等神经外科并发症；⑥感染、不愈等伤口并发症；⑦缺血；⑧没有预料到的其他病情进展或突变，如因为腹内高压而致的腹腔壁闭合术等。西班牙拉科鲁尼亚大学学者曾历时 3 年，对 11 468 名手术患者的非计划再次手术情况进行过系统研究，发现以上 8 种情况占据了非计划再次手术原因的 90%，有的患者三次、四次甚至更多。这与我国大部分学者发表的非计划再次手术的原因大致相同（表 2 - 11）。

081

表 2 - 11 11 468 名手术患者非计划再次手术原因

原因	二次手术 例数（百分比）	二次或更多次 非计划手术 例数（百分比）	合计 例数（百分比）
大出血	104（27.3）	42（24.2）	146（26.3）
感染或脓液流出	63（16.5）	7（4.0）	70（12.9）
急腹症	46（12.0）	28（16.1）	74（13.3）
肠瘘及其他	43（11.3）	15（8.6）	58（10.4）
颅内出血、颅内高压、脑脊液漏等 　神经外科并发症	30（7.9）	8（4.6）	38（6.8）
感染、不愈等伤口并发症	29（7.6）	13（7.5）	42（7.5）
缺血	18（4.7）	19（10.9）	37（6.6）
没有预料到的其他病情进展或突变	16（4.2）	13（7.5）	29（5.2）

在治疗结局上，经历过非计划再次手术的患者情况显然更糟。这 11 468 例手术患者的数据表明，非计划再次手术患者的病死率更高（病死率，21.7% vs 2.9%），术后监护室过渡时间更长（平均时长，4 天 vs 0 天），以及总住院时间更长（平均住院日，31 天 vs 6 天）（表 2 - 12）。

表 2-12 11468 例手术患者治疗结局

治疗结局	所有手术患者（n=11468）	未经历二次手术患者（n=11087）	经历再次手术患者（n=381）	P 值
死亡例数（百分比）	405（3.8%）	322（2.9%）	83（21.7%）	<0.001
术后 ICU 天数（中位数）	0（0~1）	0（0~1）	4（2~11）	<0.001
平均住院日（中位数）	6（3~11）	6（3~10）	31（17~51）	<0.001

通过单因素的 Logistic 回归分析，找出了 13 个危险因素，可能显著增加了非计划手术患者的病死率（表 2-13）。

表 2-13 非计划再次手术患者死亡的危险因素（单因素分析）

比较项目	未死亡（n=2981）	死亡（n=831）	P 值
年龄（岁）	60（48~71）	71（59~78）	<0.001
再次手术次数（数量）	1（1~1）	1（1~2）	0.004
再次术后 ICU 时长（天）	2（1~7）	5（2~16）	<0.001
术后 ICU 总时长（天）	4（2~8）	7（4~19）	<0.001
平均住院日（天）	33（19~54）	21（9~40）	<0.001
手术危险评分			0.03
低危险	40	4	
中高危险	258	79	
ICU 期间再次手术数量（百分比）	113（37.9）	48（57.8）	0.002
不同分级的急诊手术数量（百分比）	242（81.2）	71（85.5）	0.36
根据美国麻醉协会			<0.001
ASA 分级，数量：			
1	37	3	
2	107	17	
3	128	36	
4	26	27	
各手术部位数量（百分比）			
普通外科手术	59（53.3）	41（49.3）	0.52
神经外科手术	26（8.7）	7（8.4）	0.93
整形手术	6（2.0）	0（0）	0.83
胸部手术	13（4.3）	13（15.6）	0.001
骨与创伤手术	19（6.3）	1（1.2）	0.16
泌尿手术	51（17.1）	10（12.0）	0.3
血管手术	24（8.0）	11（13.2）	0.12

续　表

比较项目	未死亡（n= 2981）	死亡（n= 831）	P 值
再次手术原因的数量（百分比）			
计划外的两阶段手术	16（5.3）	2（2.4）	0.34
急腹症	30（10.0）	33（39.7）	<0.001
肠瘘	34（11.4）	9（10.8）	0.95
大出血	88（29.5）	16（19.2）	0.08
感染/脓肿	38（12.7）	8（9.6）	0.49
神经外科并发症	25（8.3）	5（6.0）	0.55
伤口并发症	26（8.7）	3（3.6）	0.23
缺血	13（4.3）	3（3.6）	0.86
其他	28（9.4）	4（4.8）	0.32
手术部位的数量（百分比）			
腹部（腹膜内）	169（56.7）	57（68.6）	0.06
腹部（腹膜外）	52（17.4）	4（4.8）	0.007
颅内/头部	24（8.0）	6（7.2）	0.89
面/颈部	3（1.0）	0（0）	0.91
胸部	13（4.3）	12（14.4）	0.002
四肢/脊柱	35（11.7）	2（2.4）	0.002
内镜手术	2（0.6）	2（2.4）	0.32

进一步运用 Logistic 多因素分析表明，年龄、再手术次数、在 ICU 期间再次手术、胸部手术、急腹症再次手术是与死亡率显著增加相关的独立危险因素（表 2 - 14）。

表 2 - 14　非计划再次手术患者死亡的危险因素（Logistic 多因素分析）

危险因素	OR 值	95% 可信区间	P 值
年龄	1.04	（1.02～1.06）	<0.001
再手术次数	1.66	（1.25～2.21）	<0.001
在 ICU 期间再次手术	2.27	（1.25～4.11）	0.007
胸部手术	8.06	（3.08～21.08）	<0.001
急腹症再次手术	8.97	（4.43～18.16）	<0.001

国内有关非计划再次手术的文献并不少，但是数据质量不高。一来样本量不大，二来并没有深入探讨危险因素及改进措施。尽管医院等级评审对非计划再次手术管理有过规范要求，但 2018 年国家卫生健康委员会出台的"十八项核心医疗制度"并未将非计划再次手术的管理纳入其中。因此，对该类事件管

理缺乏强制力而完全取决于医疗机构自身的努力，并非所有发生的非计划再次手术都隐藏着医疗疏失或者医疗过错，但仍有不少病例表明临床医师观察或者处置不及时将错过患者再次手术的最佳时机，进而严重影响愈后。

老一辈的外科医师常说，很多手术患者都是守出来的。这个"守"字，无外乎就是细致观察和评估患者术后有没有出现大出血、感染、吻合口瘘等并发症，及时采取举措。尤其是胸外、普外肝胆的外科医师们，尤其要花更多精力在患者的术后观察上，因为数据表明，胸部手术二进宫，急腹症二进宫，后果将非常严重……

2.4.5 医院感染事件：医院感染管理的每一个漏洞都是"感染源"

60 岁的王大爷在江苏省东台市人民医院做了 10 年血液透析（血透）。2019 年 5 月 17 日，医师要求他先做一项血常规检查。本以为是尿毒症检查，但他发现医师拿着检验报告却脸色大变。他从医师口中得知，自己感染了丙型肝炎（丙肝）病毒。

"怎么会感染丙肝？"他一再追问，医师却没有给予明确回复。

5 月 27 日，当地政府通报，该院 5 月 13 日血液净化中心血透患者中新发生丙肝抗体阳性，疑似发生院内感染。经对所有血透患者的筛查检测，共诊断确认丙肝病毒感染 69 例。专家组调查认定，这是一起因医院院内感染管理制度落实不到位等原因造成的院内感染事件。

不同于单个医疗缺陷造成的患者个体伤害，医院感染事件的暴发，受害者往往是一个群体。这也正是许多医院感染事件被定义为恶性医疗伤害事件，甚至被刑事起诉的原因。

细数近年来医院感染暴发这一"黑天鹅"事件，不禁让人感叹，比起新发感染源，医院感染管理的每一个漏洞都是"感染源"。

（1）1998 年深圳市妇儿医院分枝杆菌感染暴发事件：1998 年 4—5 月，深圳市妇儿医院暴发了严重的医院感染事件，4 月 3 日至 5 月 27 日，共计手术 292 例中发生感染 166 例，切口感染率为 56.85%，事件被认定为责任性医疗事故。

此次感染是以龟形分枝杆菌为主的混合感染，感染原因是浸泡刀片和剪刀的戊二醛因配制错误未达到灭菌效果。戊二醛用于手术器械灭菌浓度应为 2%，浸泡 4 小时，而该院制剂员将新购进未标明有效浓度的戊二醛（浓度为

1％）当作 20％的溶液稀释 200 倍后供有关科室使用，致使浸泡手术器械的戊二醛浓度仅为 0.005％，且长达半年之久未能发现。

（2） 2005 年宿州市市立医院眼球摘除事件：2005 年 12 月 11 日，安徽省宿州市市立医院发生 10 例接受白内障手术治疗的患者眼球医源性感染，其中 9 名患者单侧眼球被摘除的恶性医疗损害事件。

查明原因，手术间之前进行了 1 例中耳炎手术，患者排出大量含铜绿假单胞菌的脓性分泌物，由于手术室布局、流程、环境、设施等不符合开展无菌手术的基本要求，手术器械的消毒和灭菌工作没有达到基本标准，术中微创手术器械不能做到"一人一用一灭菌"，之后的眼科手术患者开始出现感染。

（3） 2008 年西安交通大学新生儿医院感染事件：2008 年 8 月 28 日至 9 月 16 日，西安交通大学医学院第一附属医院新生儿科共收治新生儿患者 94 名。9 月 5—15 日，9 名新生儿相继出现发热，心率加快，肝、脾肿大等临床症状，其中 8 人发生弥散性血管内凝血后相继死亡。9 月 23 日，卫生部联合调查小组进驻西安交通大学第一附属医院，全面开展死亡原因调查，发现本次事件系医院感染所致。

发生严重医院感染事件的新生儿科在建筑布局、工作流程、消毒隔离等方面存在明显缺陷。新生儿科建筑布局和工作流程不合理，人流与物流相互交叉；对部分新生儿使用的物品和器具采用了错误的消毒方法；医务人员没有实施手卫生规范；用于新生儿的肝素封管液无使用时间标识等。据对部分医务人员的手、病房物体表面、新生儿使用的奶瓶和奶嘴、新生儿暖箱注水口等进行检测，发现细菌超标严重，有金黄色葡萄球菌、克雷白菌的明显污染。

（4） 2017 年青岛市城阳区人民医院血透感染乙型肝炎（乙肝）事件：2017 年初，山东省青岛市城阳区人民医院接受血透治疗的患者中，有 9 名患者发生了乙肝病毒感染。临床医师未履行传染病及医院感染相关疾病报告责任和义务，导致已经确认的乙肝患者与普通患者共用血液透析机接受治疗。血液透析违反"一人一次一针管"安全注射基本要求。重复使用一次性置换液管路。

（5） 2017 年浙江省中医院医源性人类免疫缺陷病毒（HIV）感染事件：2017 年 1 月 26 日，浙江省中医院生殖免疫科一名技术人员违反"一人一管一抛弃"操作规程，在操作中重复使用吸管造成交叉污染，导致部分治疗者感染HIV，造成重大医疗事故。经疾控机构检测，确诊 5 例。

（6） 2019 年广东省佛山市顺德区新生儿感染死亡事件：2019 年 4 月 1 日起，南方医科大学顺德医院新生儿科陆续出现多例患儿不明原因发热，至 4 月

14 日停止接收患儿。在此期间，医院共收治患儿 120 例，其中 27 例出现不同程度发热症状。4 月 9 日起，医院开始分批向外院转送患儿，先后安排 37 例患儿转至其他医院治疗，但未如实告知接收医院转诊原因。4 月 3—20 日，有 5 例新生儿相继死亡。现已查明，该事件是一起由肠道病毒（埃可病毒 11 型）引起的医院感染暴发事件，共导致 19 例感染，其中 5 例死亡。广东省卫生健康委员会已撤销顺德医院三级甲等医院资格、收回证书和标识，责令顺德医院针对存在的问题限期整改。

未及时发现医院感染的危险因素并进行风险管理。4 月 1—14 日，该院多例患儿陆续出现不明原因发热症状，明显高于既往平均水平，但医院感染意识淡薄、敏感性不强、处置措施不力。手卫生、消毒、隔离等方面都存在疏忽：手卫生（洗手）做得不够，新生儿 ICU 缺乏洗手池，且手拧式水龙头开关容易让洗干净的手发生再次污染；消毒剂浓度不够，消毒时间不足；隔离意识差，新生儿 ICU 与新生儿病房共用一个浴室，且在新生儿发生感染后，未能及时采取合适的隔离措施。

感染事件"黑天鹅"的频出并不能抹杀中国在感染防控上取得的成就，但与此同时，更应警钟长鸣。除了感染控制体系及制度的落实存在缺失，另一方面，因为缺乏存在感及与临床医师的收入存在差距，院感科的人员流失率很高，而因为专业人员不足，在很多医院的院感科，勉强维持日常工作已属不易，分析病区感染数据并在传染病暴发前做出预警，几乎成了不可能完成的任务。

2017 年山东因透析导致乙肝感染的事件发生后，当时中国疾控中心的流行病学专家曾光教授曾告诉媒体，国内部分医院的确缺乏解决院内感染的动力，而院内感染不仅是某家医院的事情，更是一个公共卫生问题。

2019 年顺德新生儿院感事件发生之后，在一个由院感人士运营的公众号上，充斥了院感医师们的吐槽：

"管理者注重经济效益，临床心存侥幸，以致院感人步履艰难。"

"院感和质控工作都很难，临床一线有时候并不配合。"

与感染事件暴发本身相比，这些吐槽更加让人感到无力……

2.5 "灰犀牛"正向你跑来

2.5.1 世界卫生组织：全球患者安全的 10 个事实

患者安全是一个严肃的全球公共卫生问题。统计数字表明，在发达国家，每 10 名患者中即有 1 名患者在接受医院治疗时受到伤害。但是在发展中国家则没有精准数据。当然，根据经济社会发展水平，在发展中国家，患者在医院受到伤害的可能性高于工业化国家。在一些发展中国家，与卫生保健有关的感染风险比发达国家高出 20 倍。

近年来，各国越来越清楚地认识到改善患者安全的重要性。WHO 也将改善全球患者安全作为重要工作内容之一，并于 2002 年在世界卫生大会上商定了关于患者安全的决议。2007 年，WHO 首次发布了"患者安全的 10 个事实"，其影响程度不亚于美国医学研究所于 1999 年发布的"人非圣贤，孰能无过"（*To Err Is Human*）。 2014 年 6 月，WHO 对患者安全 10 个事实做了第一次更新，并先后于 2018 年 4 月及 2019 年 8 月做了第 2 次和第 3 次更新。

既然是事实，说明已超出突发或偶然事件的范畴，它们不是"黑天鹅"，而是真真切切存在于我们身边、应该被我们正视的"灰犀牛"。

2019 年 8 月最新更新的"患者安全的 10 个事实"是：

（1）每 10 名患者中即有 1 人在医院接受治疗期间受到伤害：据估计，在高收入国家中，每 10 名患者就有 1 人在医院接受治疗期间受到伤害，这样的伤害可由一系列不良事件造成，其中有近 50％的不良事件是可以预防的。

一项关于 8 个中、低收入国家 26 家医院不良事件发生率和可预防性的研究显示，不良事件发生率约为 8％，其中有 83％可以预防，有 30％可能导致患者死亡。

（2）由不安全治疗引发的不良事件很可能是全球十大致死致残原因之一：最新证据表明，在中、低收入国家，医院的不安全治疗导致每年发生 1.34 亿例不良事件，260 万名患者因此死亡。

另一项研究显示，不安全治疗导致的所有不良事件中，约 2/3 不良事件以及因残疾和死亡损失的年数（称为失能调整生命年）发生在低收入和中等收入国家中。

（3）每 10 名患者中就有 4 人在初级和门诊医疗服务中受到伤害：提供安全服务在各级医疗中极为重要，包括在初级和门诊部门，因为这些部门都承担了大量的医疗服务。在全球范围内，多达四成的患者在这些部门接受治疗时受到伤害，其中高达 80％ 的伤害是可以预防的。在这些伤害中，最严重的是由诊断、处方和用药相关错误造成的。

在初级医疗保健和门诊中受到伤害的患者往往需要住院治疗。调查发现，在经合组织（OECD）成员国中，超 700 万人因患者伤害入院，6％ 的总住院日也是由这类伤害造成的。

（4）在医院治疗期间，每 7 加拿大元中至少有 1 加拿大元用于应对患者伤害带来的不良影响：最新证据表明，在经合组织国家中，15％ 的医院总开支和院内活动是由不良事件直接造成的，其中负担最大的不良事件包括静脉血栓、压力性损伤和感染。据估计，仅在这些国家中，每年的伤害总成本就高达数万亿美元。

（5）在患者安全领域进行投资可以节省医疗保健费用：在提升患者安全方面进行投资可以节省大量医疗费用，更重要的是可能改善患者结局，因为预防伤害的成本远低于治疗成本。例如，2010—2015 年，仅在美国，对患者安全进行了集中改进和提升，为医疗保险指定医院节省了约 280 亿美元的医疗开支。

患者的积极参与是提升患者安全的关键。鼓励患者参与并不会增加过多的额外支出，反而会带来更好的效益，它可以减少高达 15％ 的伤害负担，每年节省数十亿美元，这是一种非常好的投资回报。

（6）每年有数百万人因不安全用药和错误用药受到伤害，直接造成数十亿美元的经济损失：错误剂量、错误输注药物、用药说明不清、使用缩写、开具不合理的处方等不安全用药和错误用药，是世界各地医疗保健领域中导致患者受到可避免伤害的主要原因。在全球范围内，用药错误直接造成每年约 420 亿美元的经济损失，几乎占据全球卫生总支出的 1％，其中还不包括薪酬、生产力和医疗成本上的损失。

给药系统流程薄弱和（或）某些人为因素，如疲劳、工作条件恶劣，人员短缺等，使开药、储药、备药、给药及整个流程监控环节出现问题，都会导致用药错误，进而导致患者严重伤害、残疾甚至死亡。

（7）诊断错误或延误诊断是造成患者伤害的最常见原因之一，影响数百万人：诊断错误（误诊），即未能准确、及时地识别疾病的性质。在美国，约5%的成年人在门诊遇到过此类错误，其中有半数存在造成患者严重伤害的风险。马来西亚的一项调查研究显示，初级保健诊所的误诊率为3.6%。

在美国，一项开展了几十年的大范围尸检调查研究表明，误诊可能导致约10%的患者死亡。另外，病历回顾性研究发现，在医院发生的所有伤害性事件中，误诊占6%~17%。

虽然中、低收入国家的相关证据不足，但其误诊率可能会高于高收入国家，因为在这些国家，获取医疗服务的途径和诊断检验资源有限，这都会给诊断工作带来负面影响。

（8）每100名住院患者中就有10人受医源性感染：在任何时候，每100名住院患者中，高收入国家有7人、中低收入国家有10人会受到一种或多种医源性感染（healthcare associated infection，HAI）。全世界每年有数以亿计的患者受到HAI的影响。耐甲氧西林金黄色葡萄球菌（MRSA）是一种在医院环境中被发现的对大多数抗生素都具有耐药性的细菌。据统计，与非此种细菌感染者相比，MRSA感染者死亡率要高出64%。

无论一个国家的收入水平如何，采用合适的干预措施，如适当的手卫生，可将HAI的发生率降低约55%。

（9）每年有超过100万患者因手术并发症死亡：WHO调查发现，手术仍是造成全球范围患者高发病率和高死亡率的主要因素之一。不安全的手术及护理流程会导致多达25%的患者发生并发症。每年有700多万手术患者发生严重并发症，其中有100万人在手术过程中或术后不久即死亡。

随着患者安全措施的不断改善，因手术并发症而死亡的人数在过去50年里逐渐减少，但在中、低收入国家，其死亡人数依旧是高收入国家的2~3倍。

（10）医源性辐射是一个公共卫生和患者安全问题：全世界每年进行的X线检查超过36亿次，其中约10%的检查对象是儿童。此外，每年还有超3700万次核医学治疗和750万次放射治疗。医疗辐射使用不适当或不规范会严重损害患者和医护人员的健康。

医疗辐射错误包括过度暴露在辐射中、患者身份识别错误或辐射定位错误。回顾过去 30 年发表的放疗安全性数据，可以估计每 1 万次放射治疗中约有 15 次会出现这类错误。

总结起来看，WHO 在向我们传递这样一些概念：患者安全问题十分严重，它既发生于住院期间，也发生在门诊甚至是初级保健期间，诊断错误、用药伤害、手术并发症、医源性感染是亟待解决的患者安全挑战，因为如果不重视，除了带来健康威胁及生命危险，也将带来严重的财政负担。

为了便于读者整体了解 WHO 患者安全事实之演变，笔者将 2007 年、2014 年及 2018 年"患者安全的 10 个事实"一一列出，如表 2 - 15～2 - 17 所示。

表 2-15 患者安全的 10 个事实（2007 年 5 月发布）

序号	项　目
1	患者安全是一个严肃的全球公共卫生问题
2	统计数字表明，在发达国家，每 10 名患者中即有 1 名在接受医院治疗时受到伤害
3	在发展中国家，患者在医院受到伤害的可能性高于工业化国家
4	任何时候来说，世界上约有 140 万人在医院里受到感染
5	在发展中国家，至少有 50% 的医疗设备不能使用或只能部分使用
6	在一些国家，使用未经消毒或重复使用注射器或针头进行注射，比例高达 70%。这使数百万人感染
7	手术是最复杂的卫生干预措施之一。每年有 1 亿多人出于不同的医疗理由需要手术治疗。在发达国家，与手术安全有关的问题占导致死亡或残疾本可避免的事故的一半
8	增进患者安全有重大的经济效益
9	航空和核工厂等被认为风险较高的行业都比卫生保健行业有更好的安全记录
10	患者的经验及其健康是患者安全运动的核心

表 2-16 患者安全的 10 个事实（2014 年 6 月发布）

序号	项　目
1	患者安全是一个严肃的全球公共卫生问题
2	每 10 名患者中即有 1 人在医院受到伤害
3	每 100 名住院患者中有 14 人受到医院感染的影响
4	多数人不能利用恰当的医疗设备

续　表

序号	项　目
5	不安全的注射在 2000—2010 年间减少了 88%
6	安全的手术需要集体做出努力
7	所有卫生开支中有 20%~40% 因保健质量低下而被浪费
8	卫生保健安全记录很差
9	患者的感受及其健康是关键
10	医院伙伴关系可发挥至关重要的作用

表 2-17　患者安全的 10 个事实（2018 年 3 月发布）

序号	项　目
1	患者伤害在全球疾病负担中位居第 14 位，与结核和疟疾相近
2	在医院中，每 10 位患者中就有 1 位可能被伤害
3	不安全用药每年造成数百万患者受到伤害和数十亿美元的支出
4	不良事件所致的浪费占卫生总支出的 15%
5	用于减少患者安全事件的投资可明显节省资金
6	每 100 位住院患者中就有 14 位遭遇医院感染
7	每年多达 100 万患者死于手术并发症
8	不精准或延迟诊断会影响所有的医疗卫生机构，并使大量患者受到伤害
9	医疗辐射技术在提高医疗卫生服务质量的同时，也带来了公共卫生和安全方面的问题
10	在初级保健机构中，高达一半的医疗错误由行政管理错误所致

2.5.2　医疗服务系统"灰犀牛"，从卡梅伦的道歉说起

　　2018 年是英国国民健康服务体系（National Health System，NHS）建立 70 周年，不少英国媒体都不约而同地称赞："没有什么能比 NHS 更能激发英国人国家自豪感的了。"美国联邦基金会曾将 NHS 评为 11 个国家中表现最好的医疗体制，认为其在公平性、获取门槛及行政效率等方面都优于其他国家。2012 年伦敦奥运会开幕式上的演出展示了最能代表英国的两项内容：一是世界儿童文学中的佼佼者罗琳与她的《哈利·波特》；二是为全体英国人提供免费医疗的 NHS 做过贡献的护士（图 2-4）。即便在 2016 年英国脱欧公投结果出来后，英国人接受采访时也说："人们对各种体制的认可和信赖越来越少……"但他们很快补充道："除了 NHS，我们还是很爱这个的！"

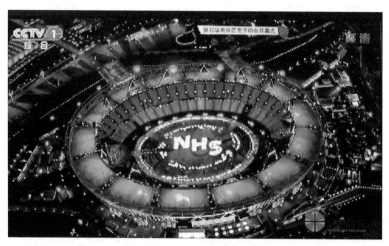

图 2-4　NHS 在 2012 年伦敦奥运会开幕式中亮相

　　2019 年 6 月 4 日，正在对英国进行国事访问的美国总统特朗普在与时任首相特蕾莎·梅结束会谈后的新闻发布会上称："当你讨论贸易的时候，任何东西都会被考虑的，无论是 NHS 还是其他什么，（要谈的）远比这多得多。"这立即引起了英国人的不满。时任英国卫生大臣的汉考克（Matt Hancock）回应称："尊敬的总统先生，NHS 不在贸易协定的谈判桌上，起码在我的任期内不会。"

　　以上种种，足以表明 NHS 在英国政府及国民心中的地位。

　　但就是如此令人骄傲的英国 NHS 也曾爆出丑闻。2013 年 2 月 6 日，英国时任首相卡梅伦就英国医疗史上的最大丑闻公开道歉，原因是斯特福德郡总医院对患者消极治疗，导致成百上千的患者丧生，英国政府被要求扩大对整个医疗体系的调查。他道歉的对象是英国中部"斯特福德郡总医院丑闻"中的受害家庭。据调查，2005—2008 年，斯特福德郡总医院因为过分强调成本控制、消极诊治患者，造成 400～1200 人无辜死亡。而启动这一调查的导火索则是一名叫贝拉·贝利的老人死亡。

　　贝拉·贝利是一位参加过二战的伦敦人。这位坚强的 86 岁老奶奶在二战期间曾在空军妇女辅助队（WAFF）服役。随着年纪的增长，她患上了食管裂孔疝，只能进食一些软食，除此以外她身体一直健康，而她的女儿朱莉·贝利长期照顾并陪伴她。贝拉因一次疝气发炎入住斯塔福德郡总医院，6 周以后，贝拉因未及时用上呋塞米导致心衰离世。这 6 周时间里，贝拉和朱莉及她们的家人经历了医院的"不人道对待""欺凌""虐待"和"无礼对待"。更让人遗憾的是，所有这些投诉到 NHS 以后得到的反馈或是矢口否认，或是不予理会，或是未付诸实际调查行动。朱莉后续凭借自己的力量调查发现，多年来，她母亲在斯塔福德郡总医院的悲惨遭遇在其他患者身上屡见不鲜，甚至还曾发生在她母亲所住的同一间病房。医院曾经也接到患者和家属的相关投诉，并承诺整改，但事实上并未整改，更未吸取教训，最终类似事情重演，贝拉不幸离世。

在住院过程中，朱莉发现医院存在严重的人员短缺，尤其是具有相应资质的人员急缺；对患者的交接和转运存在严重漏洞；就诊环境让人无法接受；医护人员缺乏与患者和家属的沟通交流；患者和家属不清楚医院对他们做了什么、要做什么，甚至有患者因口渴没有饮用水而喝花瓶里的水；医护人员因患者家属投诉而对其故意刁难和更加冷漠。朱莉的努力最终在 2009 年促使相关部门调查并证实了她的投诉是准确且具有普遍性的，报告还揭示了斯塔福德郡中部两家医院的医疗照护存在一系列不合标准的严重问题。这两家医院令人震惊的业务水平将患者置于非常危险的境地。2010 年 2 月，英国女王顾问、御用大律师罗伯特·弗朗西斯主导的独立调查结果显示，医院怠慢忽视患者的行为"已经常态化"，医院的高级管理者对其自身声誉的关注远甚于对其监管体系下患者生命的关注。医院广泛存在否定文化，缺乏对患者的关注和忽视常态化的异常。 2010 年，英国启动了更为广泛的调查，花费 1 100 万英镑，听取 150多名证人的证词，最终于 2013 年发布报告。这就是英国时任首相卡梅伦在议会公开道歉的缘由。

斯特福德郡总医院丑闻并非个案。英国 NHS 全民医疗系统运转 50 多年，实行全民免费医疗，80％以上的经费来自中央财政收入。然而有批评称，20 世纪 80 年代以来，英国政府对全民医疗系统进行市场化改革，通过信托机构控制预算、监管医院，暴露出致命短板。一些公立医院过分追求成本压缩，并对成本控制达标的医师实行奖励，将 NHS 引向灾难性结局。如果说连 NHS 这么好的医疗服务系统都发生问题了，我们是不是也该深入反思我们的医疗服务体系是否也存在类似的问题？

这些"灰犀牛"，可能我们已见怪不怪，甚至熟视无睹，但它可能存在于每一个医疗机构面前。如果要追求卓越的医疗质量，保障患者安全，可能还真得从卡梅伦的道歉以及揭露的 NHS 系统的问题中学习，因为这些都是质量管理者要永恒思考的问题。

2.5.3 医疗争议事件中的"灰犀牛"

《红楼梦》里有这么一个情节，贾宝玉得了一场急病，怜孙心切的贾母对太医说："若耽误了，打发人去拆了太医院大堂。"贾宝玉的病能否治好，哪个太医敢打包票，治不好就要拆太医院大堂未免也太过霸道了。虽只是一句玩笑，但似乎也让人好奇，在处理医疗争议事件的方式上是不是贯穿着某种文化上的遗传因素。曾几何时，医闹现象全国普遍，但是近年来，随着国家相关部门相继出台法规，加大对医闹的处理力度，搭灵堂、摆花圈、放鞭炮等严重扰乱医疗秩序的医闹行为几近销声匿迹。在处理方式上，患者及家属也更加懂得拿起法律武器维护自己的权益，通过法院判决的医疗争议事件比例也逐年上升。在这里，我们不探讨医疗争议事件的处理，而是通过医疗争议事件去寻找我们身边的"灰犀牛"。

国家卫生计生委、中央综治办、公安部、司法部四部委于 2016 年联合下发的《关于进一步做好维护医疗秩序工作的通知》中强调：医疗纠纷责任未认定前，医疗机构不得赔钱息事。这一规定，对解决医闹行为有可能起到釜底抽薪的作用。

如果说成群的灰犀牛在我们身边，我们置之不理是因为它还没有向你发起攻击或者并没有导致明显的不良结局，那么大量的医疗争议事件或者说医疗纠纷所反应的内涵质量问题，则必须引起足够重视，因为不论是从患者安全角度审视，还是从处理此类事件的成本来看，都是值得思考的。下面，我们还原多起医疗争议事件，并试图厘清患者诊疗过程中的"灰犀牛"。

（1）案例 1：一女性患者，因"间断发热 10 月余，发现颈部淋巴结肿大 8 月余，再发 10 天"诊断为急性化脓性扁桃体炎、双肺结核、结缔组织病收入院。入院前曾因"间断发热伴颈部淋巴结肿大"在外院行淋巴结活检术。病理学检查结果提示：淋巴结炎，未除外淋巴瘤诊断。

入院后（11 月 16 日）给予抗炎、保肝、退热等对症治疗后，患者仍间断发热，最高体温为 39.8℃；经全科讨论后，考虑患者基础疾病为淋巴瘤可能性大，11 月 28 日行 CT 引导下右侧腋窝淋巴结穿刺活检术，病理学检查结果：右侧腋窝淋巴结少量穿刺组织考虑淋巴结炎。由于患者高热持续不退，常规治疗方法治疗效果欠佳，患者依从性差，11 月 30 日转呼吸科监护室继续诊治。后患者出现血容量不足导致低血容量性休克。12 月 1 日 19:21 突然出现自主呼吸、心跳停止，抢救无效死亡。

1）内涵质量剖析：在诊断上：患者于11月16日入院，17日、18日、19日，上级医师反复指示"淋巴瘤不能除外，完善骨穿、活检及骨髓培养。但直至11月28日17：00才行骨穿。11月30日因病情加重转入监护室。入监护室时从病史、心率快、血乳酸进行性上升即应诊断低血容量性休克（代偿期），淋巴瘤及低血容量性休克均未及时诊断。

在治疗上，对疑似淋巴瘤未能及时诊断，故也无针对性治疗；转入监护室后没有诊断低血容量性休克，未能及时扩容（11月30日11：30转入，15：00才开始补液，而且上级医师查房要求500 ml/h补液，但从15：00～21：00仅补液1000 ml，至12月1日7：00入液总量也仅有2000 ml。）

在病历管理上：授权人为患者哥哥，但拒绝静脉输液的签字人为患者丈夫。患方明确拒绝输液并签字，同意书中未见相应危害的告知。死亡前抢救记录及死亡讨论记录均无上级医师签字。

2）灰犀牛在哪里：①休克的早期识别与鉴别诊断；②容量的监测与控制；③上级医师查房意见的落实；④知情同意的有效履行。

（2）案例2：一老年女性患者，因"小肠间质瘤术后12年，复查发现复发5天"诊断为右侧腹膜后占位于11月25日收治入院，11月28日全麻下行"后腹膜间质瘤切除＋右半肝部分切除＋胆囊切除＋肠粘连松解术"，术后转至本科重症监护室，给予抗感染对症支持治疗。因出现呼吸困难，腹腔引流管引流出1050 ml金黄色液，右下腹及右髂骨处皮肤略红，皮温高，高热，考虑存在胆瘘及皮下蜂窝织炎，给予持续小网膜引流管引流。继因病情危重（感染性休克、多器官功能障碍），于12月4日17：10转科到ICU，转入后经积极救治无效于12月7日9：55死亡。患者曾于2002年确诊"小肠间质瘤"并行手术治疗，之后2005、2007年均因复发再次手术。

1）内涵质量剖析：关于气管插管与拔管，氧合指数是评估拔管的唯一指征吗？患者于第一次插管后尽管血气分析提示氧合指数大于300，但患者感染严重（间断高热）、全身情况差，且试脱机后血气分析提示二氧化碳分压进行性升高（由脱机前32 mmHg升至脱机后48 mmHg），却给予拔除气管插管。拔管后不足24小时再次因Ⅱ型呼吸衰竭而进行气管插管。

关于外科术后感染的控制：患者严重感染，而使用抗感染药物剂量和用法存在瑕疵；使用替考拉宁、替加环素、亚胺培南/西司他丁（泰能）时，其首日剂量、加倍剂量、肾脏连续替代治疗（CRRT）下的剂量都未调整。感染治疗过程中，缺乏降钙素原检测，对于感染的监测不够；患者反复高热，更是缺少反复的血液病原学检查。

关于补液：尽管一直在补液，但始终心率快、中心静脉压（CVP）低、尿量偏少，存在补液不够的情况；很快又出现 CVP 升高、心率加快、呼吸困难等可能补液过多或过快的表现，缺乏补液治疗的必要监测及管理。

2）灰犀牛在哪里：①气管插管与拔管的评估不够严谨；②容量的监测与控制；③抗感染方案与效果监测不够规范。

（3）案例3：一老年男性患者，因"突发右侧肢体无力伴意识障碍2天"诊断为脑梗死、高血压病、糖尿病、上消化道出血于8月24日9：38收治入院。患者入院前（8月22日）无明显诱因出现头昏，15：00 左右患者突发呼之反应差、不言语、右侧肢体无活动，伴呕吐2次，遂于当晚转来医院急诊，并于8月24日转入神经内科进一步治疗。入院后予禁食、止血、抑酸、抗感染、化痰、降糖等对症治疗。8月29日患者出现血压下降，复查胃液隐血：阳性，给予维持升压、扩容、抑酸、止血治疗（表2-18）。9月1日6：00 左右，患者突然出现血氧饱和度下降80％，口唇发绀，呼之不应，经抢救无效死亡。

1）内涵质量剖析：患者于8月28日出现血压下降，予多巴胺升压，未及时分析排查病因。患者消化道出血后多次监测血常规，血红蛋白、血细胞比容有逐渐增高趋势，但未监测 CVP，未给予足量补液支持。

表 2-18　患者生命体征监测

日期	血细胞比容（％）	血红蛋白（g/L）	入量	出量
08-28	24.4	76		
08-29	41.2	139	2 844	3 440
（2次）	44.1	151		
08-30			3 523	6 036
08-31	51.7	172	（9月1日凌晨死亡）	

梳理患者去世前几日的出入量，死亡前1天突然尿量增多，未能进行及时诊治及分析，未能在患者恶化前及时请消化科或 ICU 等进行多科会诊，存在临床诊治经验不足及处置欠妥当。

9月1日抢救记录显示患者6：00出现脉搏氧饱和度明显下降，6：25 插管成功，插管不够及时。

2）灰犀牛在哪里：①病情的全面评估；②检查、检验结果及容量的监测与分析；③急救措施的及时性。

（4）案例4：一中年男性患者，因咯血量突然增多，伴进行性呼吸困难，于2月21日零时急诊来院，诊断为支气管扩张伴咯血、Ⅰ型呼吸衰竭。全院会诊后于2月21日17：40在数字减影血管造影（DSA）室急诊行支气管动脉栓塞术。术后因呼吸衰竭于2月21日18：40转入重症医学科进一步抢救治疗。入ICU后给予补液、抗感染、脱水预防脑水肿、止血等治疗；2月23日患者气管内持续出血，请呼吸科会诊，因患者生命体征不稳定，为行纤支镜常规检查禁忌证，如患者家属愿意承担风险，可考虑冒险行纤支镜检查，患者家属表示理解但拒绝行纤支镜检查。2月24日病情危重，抢救无效死亡。

1）内涵质量剖析：如果说前面3个病例诊疗本身存在一定缺陷，这一病例更多体现的则是管理层面的问题：①2月21日零点入院；②2月21日12：00全院会诊；③2月21日17：40介入手术。对一个支气管扩张伴咯血并伴有呼吸衰竭的患者而言，近18个小时后才完成关键的抢救动作，不觉得遗憾吗？

2）灰犀牛在哪里？如果要说本案例的灰犀牛在哪里，我想最应该反思的就是急救时科间协作是否畅通无误，病情评估是否及时准确。

以上4个案例只是众多医疗争议事件及医疗纠纷中比较有代表性的。除此之外，还有很多遭受"灰犀牛袭击"而并未发展成争议或纠纷的事件，其中并非没有内涵质量问题。因此，正视诊疗质量及患者管理中的"灰犀牛"是患者安全管理永恒的主题（图2-5）。

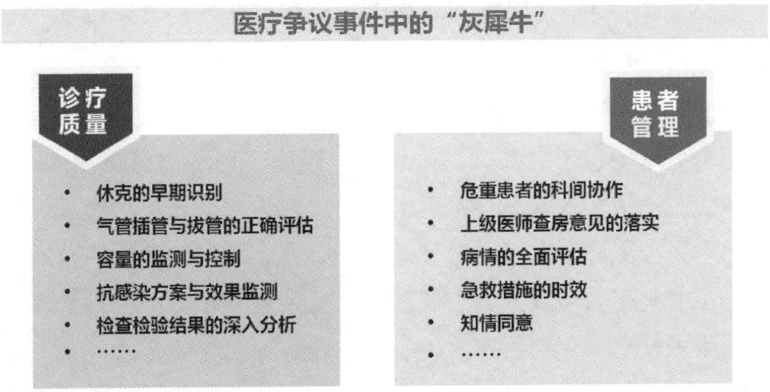

图2-5 正视患者诊疗过程中可能出现的"灰犀牛"

2.5.4 知情同意，不仅仅是一个签名

2010年，《侵权责任法》正式实施，对知情同意以法律条文的形式进行明确。其55条内容为：医务人员在诊疗活动中应当向患者说明病情和医疗措施。需要实施手术、特殊检查、特殊治疗的，医务人员应当及时向患者说明医疗风险、替代医疗方案等情况，并取得其书面同意；不宜向患者说明的，应当向患者的亲属说明，并取得其书面同意。医务人员未尽到前款义务，造成患者损害的，医疗机构应当承担赔偿责任。也是从这个时候开始，医务工作者越来越重视知情同意的履行，然而实际效果却不尽如人意。

（1）案例1：患者刘某某，男，23岁。2012年因儿茶酚胺敏感性多形性室性心动过速（室速）行射频消融术。出院后黑蒙、晕厥等症状明显改善。其后因在活动或情绪激动时仍出现心悸、心跳加快症状，于2016年再次入院，再次行"室早、室速射频消融治疗"，术中患者突发心脏骤停、抢救无效死亡。

1）争议焦点：①患者家属认为患者死亡原因是手术方式选择不当，要求医院负主要责任；②科室认为实施"射频消融术"前，已将几种可能手术方式对患者及家属进行了知情告知，患者死亡系难以避免的并发症，不应承担过错责任。

2）处理结果（鉴定及判决）：①"儿茶酚胺敏感性室速"诊断明确，"射频消融术"指征不甚明确且风险大，按常规应首选心脏起搏器安装；②医院提出家属曾多次口头表示强烈反对安装起搏器，故选择分两次行"射频消融术"，但现有病历材料中不能体现有上述沟通过程，法院不予采纳；③医院侵犯了患者的知情选择权，承担次要责任，赔偿家属210248元。

（2）案例2：患者刘某某，男，58岁，因咳嗽、咯血10余天入住呼吸内科。完善检查后发现患者右肺门占位病变，因病变周围血管丰富，评估做CT穿刺出血风险高，故转入胸心外科手术治疗。术中主刀者见包块表面光滑，遂未按计划行术中冷冻检查，即只做了包块切除术。术后病理提示（右上肺）中分化腺癌。反复与患者及其家属沟通，建议患者进一步行肺癌根治术，但患者拒绝进一步手术，选择化疗治疗，后患者在外院行二次根治术。

1）争议焦点：家属认为院方未行术中冰冻违反常规；再次行肺癌根治手术的根本原因系医院未行术中冷冻。

2）处理结果（司法鉴定及判决）：根据影像学资料，结合术中所见，主刀者考虑为良性占位后，未告知患方情况，未获得患方知情同意情况下"过于自信"地选择了"有利于患者"的手术方式。按照《侵权责任法》应承担次要责任（30％），最终协商赔偿6万元。

（3）知情同意与沟通交流：有效的知情同意使患者能够完全理解并同意接受即将实施的治疗或手术，完成这个过程并不简单，需要面临多重挑战。即使患者已经签署知情同意书，他们也常常并不了解治疗或手术中可能涉及的危险、利益和替代方案，而所有这些都需要患者有效授权。简而言之，在医疗过程中，知情同意是临床医师与患者之间的沟通过程，目的是获得患者对其即将接受某种特定医学干预的授权或同意。在与患者沟通的过程中，临床医师也有意获取同意凭证，以记录他们的法律和道德责任。

然而遗憾的是，大多数临床医师与患者沟通交流的有效性不高，但对获取患者在知情同意书上的签名却很看重。沟通问题在我国医疗争议事件的原因构成中占据较大比例。在西方国家同样如此，美国医院评审联合委员会警讯事件数据库不良事件根本原因分析中最常见的是知情告知不到位，自2010年以来，44例与知情同意相关的警讯事件中32例与手术部位错误相关，5例与手术或术后并发症相关，其余分别为患者出逃、跌倒、用药错误及自杀。

人们常说"沟通是一门艺术"。作为临床医师，其实并没有要求一定要把沟通上升到艺术的高度，只要能让患者听明白就好，但为何总是存在患者对知情同意缺乏理解的情况，原因很多，主要包括以下：

1）同意书上缺乏基本信息。一项研究发现，现今只有26.4％的同意书中列出了知情同意的4个基本要素：手术或操作目的、危险、利益和替代方案。

2）无效的医患沟通和缺乏医患间共同决策环节。有效的医患沟通和共同决策对增强知情同意过程的重要性是显而易见的。加强与患者及家属的信息沟通可以增进他们对医护人员的信任，即使在系统故障或本可以预防的人为错误而导致的非故意伤害面前，也可以得到理解。

3）在选择知情同意沟通方式和准备相关材料时，缺乏对患者健康素质状况的考虑。最近的一项研究表明，在围手术期，采用一种新的基于健康素质的知情同意方式和步骤可以改善医患沟通，增强患者问询时的舒适感，提高"教回"方法（Teach Back）的应用。（Teach Back：一种基于健康素养的技术，指医务人员对患者讲述医疗信息后，请患者用自己的语言重新复述其中的关键内容。）

4）在选择知情同意沟通方式和准备相关材料时，对文化差异问题考虑欠周。文化敏感度对于获得知情同意是至关重要的。在一些地区及人群的文化中，决策者并不是由个体而是由群体指定的；口头上同意而在纸上签字时却发现内容相左，失去信任；家属可能由于害怕出现不好的结果而抵触签字；对于一些农村地区患者，医师必须要和家族的"带头大哥"进行商议。

（4）医务人员在沟通中的注意事项：

1）医疗告知最容易出现问题的环节：①术前或术后并发症告知不足；②术前存在的可供选择的手术方式未与家属进行交流及签署知情同意书；③术中擅自扩大手术范围而未征得家属同意。

2）告知但并未书面记录或签字确认，视为无效告知。

3）被告知人主体：①患者本人是医疗知情的第一被告知人；②患者不具有完全民事行为能力时（未成年、精神病患者、行为受限或意识障碍等），应向患者法定监护人或委托、指定代理人进行告知；③因实施保护性医疗措施不宜向患者本人说明情况的，应嘱患者签署《授权委托书》，由被委托人接受告知并签字；④患者抢救且其监护人或委托代理人或近亲属无法及时签署知情同意书时，可由医院医疗值班员代签，并注明原因。

4）凡需进行告知，但家属拒绝签字时，可由在场的医务人员两人以上见证签字，法律上亦视为有效告知。

5）告知时的一些注意事项：①不要想当然地认为患者理解同意书上的医学术语。一纸知情同意书对知情同意是远远不够的，可以利用辅助决策系统、互动媒体、图形工具和其他辅助手段加强共享决策，在共享决策过程中，有效评估和介绍风险；②使用日常用语而不是医学术语与患者或替代决策者沟通；③允许患者提问，给患者较充裕的时间来考虑所提供的信息。

特殊情况不能有效履行告知该如何是好，《侵权责任法》第 56 条规定：因抢救生命垂危的患者等紧急情况，不能取得患者或者其近亲属意见的，经医疗机构负责人或者授权的负责人批准，可以立即实施相应的医疗措施。

2.5.5 病历复制粘贴，点击鼠标时多思量

笔者在筹划一次病历展览的过程中，意外发现了我国烧伤学奠基人黎鳌院士于 20 世纪 50 年代还是一名住院医师时留下的病历手稿。在手稿中，黎鳌院士亲笔手绘出了患者手术部位及相邻的组织解剖关系，毫不夸张地说，这称得

上是手写病历年代的一件艺术品（图2-6）。

随着信息技术的发展，现代科技将临床医师从手写病历中解放出来，现代影像技术更加立体和直观地给临床医师提供了决策参考，手绘解剖图谱也走入了历史。虽然电子病历系统被当作一个可以提高医疗工作效率和能力的工具而使用，但这就像一把双刃剑，在带给临床医师便捷的同时，电子病历系统也出现了诸多安全隐患。其中，随意的复制、粘贴则是最大的一头"灰犀牛"。

美国学者Hirschtick曾于2013年写过一个题为"草率地粘贴"（Sloppy and Paste）的案例，以说明一些与复制粘贴相关的问

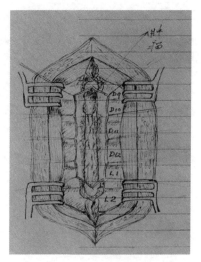

图2-6 手写病历的艺术品

题。一位78岁男性患者，患有高血压和糖尿病，因新发胸痛而急诊。急诊医师检查了患者的电子病历（EMR），并记录了过去病史部分列出的肺栓塞（pulmonary embolism，PE）病史。这引起了急诊医师对PE可能性的怀疑。在最初的检查排除了心脏病之后，医师要求对胸部进行计算机断层扫描（CT）以排除PE。当医师向患者解释为什么要做诊断检查时，患者否认PE病史。

因对相互矛盾的报告感到困惑，急诊医师回到急诊室，发现这种错误的PE病史可以追溯到几年前，甚至出现在他的电子病历的"问题列表"部分。进一步调查后，急诊医师发现，字母"PE"最早出现在约十年前，其目的很明显是为了反映"体检"（physical examination，PE）而不是"肺栓塞"。一位医师很可能在"既往病史"下面复制并错误地粘贴了"PE"，之后这段"肺栓塞史"就出现并一次又一次地继续被复制。最终从急诊室出院的患者并未因记录错误而受到任何伤害。电子病历被更新以反映"这个患者从未发生过肺栓塞"。

在医疗文书中使用复制和粘贴引起了众多关注。就像Hirschtick讨论的案例一样，使用复制和粘贴可能会导致患者的信息记录不精准，并对后续医师的判断产生影响。复制和粘贴也会使病历变得冗长、杂乱，而不能清楚地体现患者的状况。事实上，它还可能分散医师真正的关注点。尽管临床医师甚至质量管理者普遍都认为，自从引入电子病历以来，病历质量不断下降，但许多医师

101

仍然仅依据这些有缺陷的病历资料进行决策，这表明有缺陷的病历资料仍然是临床判断的主要依据。因此，这是值得关注的一个问题。虽然限制复制粘贴功能在技术上并没有难度，但是临床医师通常会反对这种极端的措施，医师通常会抱怨："我一天又是门诊，又是手术，还要上课、做科研，哪有那么多时间一个字一个字地敲。"因此，至今从未有在电子病历系统中限制复制、粘贴功能的案例出现。

尽管如此，我们必须认识到复制、粘贴病历可能存在的风险和隐患，这些潜在风险包括：①复制和粘贴不准确或信息过时；②电子病历系统里的冗余信息，使得识别当前信息困难；③无法识别文档的作者或意图；④无法识别文档的首次创建时间；⑤传播虚假信息；⑥内容不一致的病程记录；⑦不必要的冗长的病程记录。

有研究提到了复制、粘贴对患者安全的影响，包括 Singh 和他的同事在一项研究中发现了 190 个诊断错误，其中，专家评审确定，35％以上的错误可以归因于复制和粘贴。在第二项研究中，Turchin 和他的同事们发现，复制、粘贴糖尿病患者的生活方式咨询报告，导致了血糖控制效果不如新的咨询结果。

笔者工作中也曾经遇到过一个病例，患者入院记录中的籍贯、身高、体重与本人完全不符，虽然与诊疗结果并无因果关系，但总会让人觉得接诊医师不够严谨，从而丧失信任（图2-7）。

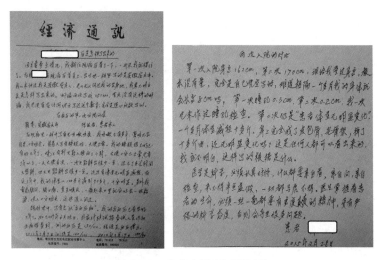

图2-7 患者亲笔所写投诉信

一个致命的错误很容易被传播，就像病毒，因为其他用户也会这样做。我们希望医师复制粘贴的时候更加谨慎，最好自己打字来确保它是最新信息。

2019 年 5 月 31 日发布的《患者安全目标》（2019 版中），加强电子病历系统安全管理作为"目标十"向全国同仁发布，其细目提到：确保录入内容的标准、完整及准确，避免由于复制、粘贴所致的错误。

2.5.6 延迟转入 ICU，是技术缺陷还是管理瓶颈

作为为重症患者提供集中且专业的个人护理的医疗单元，重症监护室作为科室运行已有近 50 年的历史，除医院中心 ICU 外，专科 ICU 也在近一段时间加快了建设速度。 20 世纪 60 年代，几乎所有的美国医院都至少有一个 ICU。而在中国，ICU 的建设和管理水平已经作为等级评审的重要条款被写入评审标准之中。ICU 提供维持生命的治疗和监视功能，而这些功能在普通的医院病房中通常是无法提供的。

尽管从理论上讲，住院患者由于入院时潜在疾病的恶化或者医院获得性疾病的暴发使得病情加重，越早进入 ICU 的患者比越迟进入 ICU 的患者表现更好，但将临床上不稳定的患者转移到 ICU 的决定是一个复杂的过程，需要考虑患者状况和恶化的紧急度，以及患者潜在诊断、预测诊断和治疗倾向。因此，这需要医疗团队有准确而全面的评估，这是技术层面的事。从另外一方面看，ICU 的转移过程还与诸如护理人员配备、医师的可及性、ICU 床位的可用性，以及有关在 ICU 之外使用特定诊断和治疗方式的医疗政策等因素交织在一起，而这是管理层面的事。

但不管是技术层面还是管理层面，事实是患者一旦发生病情恶化，一些患者将被评估并迅速被转移到 ICU，而另一些患者则将继续留在病房接受救治。像败血症和呼吸衰竭等重大疾病综合征都可以通过早期干预得到治疗。因此，尽早转移至 ICU 进行治疗可能对患者病情有所帮助；相反，ICU 转移的延迟可能会导致病危患者的住院时间延长和死亡率增加。而这是临床医师和医疗管理者所要面对的另外一头"灰犀牛"，它关系到 3 个重要问题：①是否能确定从早期 ICU 护理或其他积极干预措施中受益的不稳定患者？②是否延迟转移是可以预防的不良事件？③延迟转移对患者来说是否是个严重的安全问题？

美国佛蒙特大学医学院曾于 2003 年发表一项研究报告，评估高危人群延迟转入 ICU 的风险。结果表明，缓慢转移增加死亡风险的概率令人震惊。患者在社区医院病房首次发现临床指标不稳定超过 4 小时再转移到 ICU（即缓慢转

移），其抢救后的死亡风险比早期转移（即快速转移）的患者高近 5 倍。此外，缓慢转移患者的责任医师在患者临床不稳定指标出现 2 小时内很难立刻得到通知，并且只有 23% 的慢速转移患者在不稳定性指标出现后 3 小时内接受了床旁评估，但 86% 的快速转移患者在同一情况下能得到床旁评估。报告还指出，缓慢转移的患者在转移前的一段时间内，其生理功能下降幅度更大，并在转入 ICU 后病情加重。

该报告虽然揭示了转移延迟和死亡率增加之间的相关性，但仍存在一个明显不足，即患者在社区医院病房首次发现临床指标不稳定并不代表即刻就有转入 ICU 的指征。该研究显示危重病标准能预测 ICU 转移的特异性仅为 13%。

伊利诺伊州芝加哥大学医学系 2016 年发表最新研究，该研究采用心脏骤停危险分级（eCART）电子评分，对当患者生理指标发生变化时是否存在转入 ICU 延迟进行评估。该评估预测 ICU 转移的特异性为 95%。这项针对 2008 年 11 月至 2013 年 1 月在伊利诺伊州 5 家医院外科病房的 269 999 个患者的数据分析表明，共有 3789 名患者在 ICU 转移前达到了 eCART 临界阈值，而 ICU 转移的平均时间为 5.4 小时（图 2-8）。与早期转移患者相比，延迟转移（>6 小时）发生在 46% 的患者中（$n=1734$），并且与死亡率增加相关（33.2% *vs* 24.5%，$P<0.001$）。延迟每增加 1 小时，死亡率就会增加 3%（$P<0.001$）。

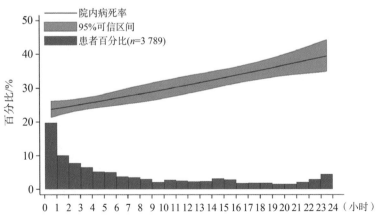

图 2-8 患者达到 eCART 评分临界阈值到转入 ICU 的时间间隔

在管理层面上，ICU 床位是否充足是重要的影响因素。巴西学者 Cardoso 及其同事在一所大学医院对 401 名患者进行了调查，研究由于床位不足导致的

ICU 延迟对 ICU 死亡率的影响。在这些人中，达到转移 ICU 条件却不得不等待 ICU 床位的患者平均需要等待 18 个小时才能得到一个床位。他们发现，每等待一小时，ICU 死亡人数增加 1.5%。延迟转移不稳定的患者显然是不可取的。但是，由于上述限制，某些延迟可能是不可避免的。具体而言，在下班时间或者周末延迟转移可能会导致病情恶化。在此期间，护士的人数通常较少，缺少医师也很可能增加患者出现不良后果的风险。

尽管不能证明延迟转入 ICU 患者死亡率增高就是因为延迟转入而导致的，即不能明确延迟与死亡有一定的因果联系。但是多项研究表明，延迟转入确实与死亡率的增加密切相关。即使事后了解此类"灰犀牛"事件，也可能有助于设计更好的治疗系统。比如，优化 ICU 人员床位及设备的配置，严格临床医师对危重患者病情的评估，及时将病情稳定、可以从 ICU 转出的患者转到普通病房以节约 ICU 床位等。然而在某些临床病证情形下（如急性心肌梗死和脑卒中）减少延迟转移患者到医院已经引起了公众的广泛关注。但具有讽刺意味的是，很少有人将注意力集中在医院内转移到 ICU 的延迟，而这种延迟可能才是最致命的。

2.5.7 诊疗"换挡"与医务人员"出勤主义"

一女性患者因月经失调在医院门诊多次就诊。后因阴道出血，全身不适再次就诊，当日上午接诊医师为李教授，开具检查为：人绒毛膜促性腺激素（hCG）检验，并告知其结果出来后下午再行就诊并视情况开具处方。后李教授因下午参加学术活动而由本科刘医师代为出诊。患者陈某下午到刘医师诊室复诊，刘医师未仔细核查该患者检验结果，开具地屈孕酮片和致康胶囊（注：致康胶囊明确注明孕妇禁忌）。8 月 3 日，该患者再次行 hCG 检查和彩超检查，确诊受孕。后该患者发现致康胶囊说明书中注明孕妇禁忌，经再三权衡后，行人工流产术终止妊娠。

患者质疑下午接诊医师未在第一时间精准掌握其怀孕检查结果，未复核该化验报告，沿用此前调经止血的方案开具了致康胶囊。因担心该药可能对胎儿造成不良影响，故决定终止妊娠。患者认为终止妊娠系医方医疗行为不当所致，要求赔偿。

该事件通过法院判决认为医方在患者尿妊娠试验阳性的情况下开具孕妇禁服的致康胶囊情况属实，系下午出诊医师未仔细核对检查结果所致。患者终止妊娠系规避风险的行为，医方开具该处方属于增加风险的行为，因其尚不能证明出现明确损害后果，故不能明确因果关系存在。但医方行为对患方造成了严重心理负担，故赔偿患方精神损失费 10 000 元。

门诊是医院的窗口。从问诊到检查、检验再到明确治疗计划可谓囊括了医疗的所有关键环节。门诊发生医疗争议事件并不多见，事件类型也多是关于漏诊及投诉流程烦琐、态度生硬等。近年来，大型三甲医院门诊资源供给与巨大门诊量之间的矛盾愈发明显，这也是国家医改的关键着力点，"小病在社区，大病进医院"，分级诊疗是未来的趋势，门诊诊疗也必将向更加精细化、专业化的方向发展。然而，出诊医师人数"捉襟见肘"却是不争的事实，不能证明上述事件的发生与上、下午接诊医师更换而致的"换挡"之间有因果联系，但是诊疗的换挡却有可能增加医疗缺陷的发生概率。

除了门诊诊疗，"换挡"还有可能存在于：①因周末、节假日或医师休假等原因，经管医师的更换；②主刀医师外出而将术后患者委托他人管理；③患者多次住院或者手术，诊疗医师不一致等情况。诊疗"换挡"并不带有贬义，因为没有任何一个医疗机构可以保证任何患者都是在恒定的一个医师组内进行诊疗。许多医师甚至认为他们的工作不能轻易委托给他人，这表明他们在维持医疗连续性需要和带病工作给患者带来风险之间的平衡。诊疗"换挡"可能非常复杂，而在没有明确代班制度（特别是当医务人员负责安排自己工作量时）的医疗机构，没有优化的流程进行病情交接时，"换挡"期间将是"灰犀牛"容易发起攻击的时刻。

与诊疗"换挡"相对应的就是医务人员的"出勤主义"（presenteeism）。"出勤主义"是一个舶来词汇，即带病工作，是医疗保健行业特别普遍的问题，且后果严重。特别是有感染性疾病症状的医务人员在提供医疗保健服务时，有可能使他们的患者和同事置于感染的风险之中。有症状的医务人员可以直接将病原体传播给他人，污染公共触及的物体表面，基于病情严重程度可能判断力也会有所减弱。许多在医疗机构暴发感染的报道已证实，患病的医务人员是病原体（如流感病毒、百日咳杆菌、耐甲氧西林金黄色葡萄球菌和诺如病毒）的主要感染源。

医务人员"出勤主义"总是发生，尽管它对患者而言如此危险。在对不同角色的医务人员进行调查时，有 50% ~ 90% 的医务人员反映他们有明显感染症状时仍在工作或者将要工作。美国一项对一家大型儿童医院 536 名主治医师和高级临床医师的调查研究表明，在过去一年里，83% 的调查对象至少有 1 次带病工作，9％的调查对象有超过 5 次的带病工作；55％的调查对象在有明显急性呼吸道症状时仍在工作，30％的调查对象会在腹泻期间仍在工作。在一项对医院内科、儿科、普外科、妇产科住院医师的调查研究中，研究者发现在前一年58％的住院医师带病工作至少 1 次，而31％的住院医师至少带病工作 1 次以上。虽然已证实几乎所有的职业群体都会带病工作，但医师通常比其他职业类别的频率更高。

我们生活在这样一种文化之中。我们强烈希望不给同事造成额外工作负担，认为请病假是"不专业的"，希望不辜负患者，害怕被不支持的同事排斥，以及不想让患者和同事因我们请病假而不高兴。此外，人力资源不足客观上也让生病的医务人员请假比较困难。

在德国，有针对医师过劳工作的处罚条例。在我国的交通行业，有针对司机过劳开车的处罚条例，因为大家都认可一件事——在身体极度疲劳的状态下，判断力、操作力都会大打折扣。曾有报道麻醉科医师躺在手术室的地板上睡着，巡回护士坐在更衣室的衣橱上睡着，被描绘成"最美睡姿"并被广泛点赞；但从另一个角度来看，医务人员长时间处于高强度工作压力之下，对其本身健康及患者安全来说都是一个挑战。

因此，医务人员"出勤主义"对所有的医疗机构而言都是特别棘手的挑战。减少"出勤主义"现象需要关注问题的所有驱动因素：人力、文化和认知。制定政策，比如生病到什么程度有必要请假，以及扩充人力资源、建立生病代班制度都是必要的。此外，更需要把医务人员的职业健康优先考虑为患者安全的一个重要组成部分。我们需要营造出这样一种氛围，让医务人员（从处于领导地位的人员到仍在培训中的人员）越来越接受这样的理念：医务人员带病上班，看似是一种值得表扬的行为——为患者考虑，不增加同事负担，实则隐藏着巨大风险——可能造成病毒交互传染，工作效率降低，差错概率增加等。鉴于形成"出勤主义"的复杂原因，应从改变认知、建立识别请假阈值的方法及合理的代班机制、营造患者安全文化等各个方面入手。或许过程是漫长且艰辛的，但我们至少应该意识到带病上班并不值得盲目推崇。

2.5.8 暴力伤医、职业倦怠与患者安全

在本书几近完成的时候，北京民航总医院急诊科杨文医师被患者家属杀害身亡事件在医疗圈掀起了巨大波澜。从事件发生后各界的反应来看，更多的是

医务人员顾影自怜,几乎没有非医疗的朋友在微信朋友圈转发或者关注。因此,相比暴力伤医事件本身,社会大众的冷漠更加让我难以释怀。所以,除了医务人员自己声嘶力竭地呐喊,恐怕只有换个角度才能唤起社会大众的关注和对医务人员的支持。

这个角度就是:持续的暴力伤医事件会加速医务人员产生职业倦怠,而产生职业倦怠的医务人员犯错的概率更高。也就是说,大家必须意识到,只有医务人员被充分尊重时,自己的健康才能得到最大程度的保障。

这当然不是危言耸听,一篇2019年发表于《英国全科医学杂志》的针对232名全科医师的研究指出:94.7%的全科医师有轻度(22.0%)或严重(72.7%)疲惫,在医疗实践中感受到的支持较少及健康状况不佳所引起的职业倦怠与过去3个月内报告的未遂事故发生的可能性相关。职业倦怠水平与其在行政工作上花费的时间较多、每天诊疗患者数量较多、感受到的支持较少有关,同时与患者安全较差相关。

职业倦怠(occupational burnout),也称"工作倦怠",是指由情感衰竭、去人性化和个人成就感降低构成的一种生理上、心理上多维度的综合性症状。通常发生在人际接触较为频繁、密切的服务性行业中。美国精神病学家费登伯格(Freudenberger)发现,长期从事与人打交道的工作,员工由于过度劳累易感到心力交瘁,从而于1974年首次提出"职业倦怠"这一概念,并从临床角度研究职业倦怠的表现和治疗方法。他指出,倦怠是一种最容易在工作中出现的情绪耗竭症状。当工作对个人过度要求导致情绪枯竭、精疲力竭时,职业倦怠就产生了。不少研究对职业倦怠的定义为"个体因不能有效应对工作上延续不断出现的各种压力,而产生的一种长期性心理反应",包括情感耗竭、去个性化和职业效能这几个维度。此后,许多研究者对职业倦怠进行了研究,比较有影响力的主要有费登伯格(Freudenberger)的临床学观点、奎内思(Cherniss)的组织行为学观点、萨姆森(Samson)的社会学及历史学观点、法伯(Farber)的批判性综合观点及马勒诗(Maslach)的社会心理学观点。

美国外科医师协会对8 000名外科医师的调查结果表明,职业倦怠的发生率达到了40%。对纽约州、新泽西州和宾夕法尼亚州的772名骨神经科医师进行的一项调查发现,其中42%的医师表现出中高度情绪耗竭状态,47%呈现低职业倦怠状态,但高情绪倦怠状态的群体比重为2%。英国一项针对331名医师的为期3年的纵向研究发现,情感疲惫和压力显示相互因果关系,即高情感消耗会引起职业压力，高压力会引起情感疲惫。

在我国，2010 年卫生部统计信息中心调查显示：52.4％的医务人员有职业倦怠，其中 3.1％处于高度职业倦怠状态。职业倦怠的 3 个症状分别为：高度情绪耗竭状态 15％、去人性化状态 11.2％及低成就感状态 2.9％。

因此，不管国内还是国外，医务人员都是容易产生职业倦怠的群体。当医务人员每天被门诊、手术压得喘不过气来，科研、教学必须兼顾的时候，暴力伤医很有可能成为压垮骆驼的最后一根稻草。

解决职业倦怠不是某个人的问题，而是源于工作场所文化、健康保健政策、法规及社会期望的系统问题，这一点至关重要。而避免医务人员受到暴力伤害则是所有改进的前提。

鲁迅先生在《呐喊》的自序中曾写道："从那一回以后，我便觉得医学并非一件紧要事，凡是愚弱的国民，即使体格如何健全，如何茁壮，也只能做毫无意义的示众的材料和看客，病死多少是不必以为不幸的。"

一百多年后的今天，唯愿我们不要再让更多的医师觉得，医学，并非要紧的事。

2.5.9 药物伤害：全球都在谈论

2017 年 3 月， WHO 在德国波恩发布了第三项全球患者安全挑战（The Global Patient Safety Challenge on Medication Safety）——用药安全（Medication Without Harm）。这是一项全球性举措，呼吁在未来 5 年内将所有国家严重、可避免的药物相关伤害减少 50％。这是继 2005 年"关注手卫生"、2008 年"推动手术安全"后， WHO 提出的第三项全球患者安全挑战，广泛存在的药物伤害这头"灰犀牛"被更多关注。

随着医学的进步，药品已经永远改变了人类与疾病共存的方式，同时延长了寿命。但是当用药不正确，药学监护不足或者意外、差错、沟通问题发生时，药品就会引起严重的伤害。

（1）问题的严峻性。

1）在全球卫生保健系统中，不安全的药物治疗实践和用药差错是主要的可避免的伤害。

2）低收入、中等收入与高收入国家用药差错的规模不同。在全球范围内，与药物差错相关的成本估计为 420 亿美元/年。

3）低收入国家经历的药物不良事件的数量是高收入国家的2倍。

4）用药差错的发生与薄弱的药疗系统和/或人为因素相关。如疲劳、环境较差或者由于人员短缺影响处方开具、药品调剂、给药和药学监护的实践。

5）差错最常在给药过程中发生，但药物治疗过程中各阶段的风险不同。

（2）药物伤害事件的流行病学特征：患者药物治疗期间发生的损害事件又叫药物不良事件（adverse drug event，ADE）。其中以药物不良反应（adverse drug reaction，ADR）和用药错误（medication error，ME）最为常见。在引起医疗损害的原因中，有研究认为药物原因导致的比例最大，约占20%。

ADE分为可防范的ADE和不可防范的ADE。给予患者正常药物治疗时，某些ADR不可避免，这不是医务人员所能控制的，但是，很大一部分ADE是由于人为或工作流程中的失误造成的，也就是说，这一部分ADE基本是可以预防的，即可防范的ADE（preventable adverse drug event，PADE）。

1）PADE的判定原则：①在患者的临床背景下，所用药物无适应证或为禁忌证；②在患者的年龄、体重或疾病状态下，给药剂量、途径或频率不恰当；③没有进行所需的治疗药物监测或其他必要的实验室检查；④有已知的药物过敏史或药物反应史；⑤与药物相互作用有关；⑥达到中毒的血浆药物浓度（或实验室监测指标）；⑦存在患者依从性不良；⑧其他符合可防范的ADE的判定信号。

2）PADE涉及的药物：目前，国内没有大型研究探究可防范的ADE相关的药物分布，胡毅坚等研究者对其所在的医院进行的研究表明，相关药物主要集中在抗菌药物、中草药等，表2-19可供参考。

表2-19　PADE相关的药物

种　类	发生次数	所占比例（%）
抗菌药	79	34.80
中药（注射剂、草药）	35（33，2）	15.42（14.54，0.88）
中枢神经系统药	11	4.84
麻醉药	1	0.44
自主神经系统药	4	1.76
循环系统药	12	5.29
呼吸系统药	13	5.73

续　表

种　类	发生次数	所占比例（%）
消化系统药	17	7.49
泌尿系统药	5	2.20
血液与造血系统药	11	4.84
激素及有关药	10	4.41
其他药物	29	12.78
合计	227	100.00

3）PADE 的年龄分布：毫无疑问，儿童和老人是可防范的 ADE 发生的集中人群（图 2-9）。

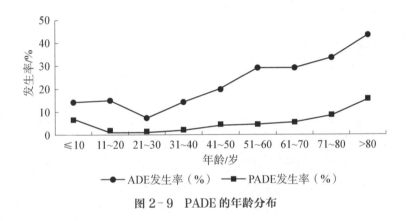

图 2-9　PADE 的年龄分布

4）PADE 的医疗成本：在全球范围内，与药物差错相关的成本估计为每年 420 亿美元，约占全球卫生总支出的 1%。胡毅坚等的研究表明，PADE 的发生将会使患者平均住院日及医疗费用明显增加（表 2-20）。

表 2-20　PADE 的医疗成本

项　目	发生率（%）	人均增加费用（元）	人均延长住院时间（天）
可防范的 ADE	5.71	4 666.13	2.31
重度可防范的 ADE	1.15	19 185.13	10.37

（3）应对挑战的 3 个关键环节：

1）高风险情形：在某些特定情况下，用药差错的后果会更加严重。比如，相对于门诊患者，用药差错对住院患者的影响更显著。这可能是由于住院患者病情更紧急、严重，而且治疗方案更加复杂。儿童与老年人对不良事件更敏感，合并肝、肾病患者也是如此。这些情形下出现的用药差错可能是给药剂量、途径错误及不遵医嘱造成的。

了解哪些药品引起伤害的风险更高是应对挑战的关键。可以使用一些工具及技术来帮助医务人员使用高警示药品（即那些使用不当会更容易产生严重伤害的药品），同时提高患者对于这些药品的认知水平。

2）多重用药：患者每天常规用药数目≥4种，包括非处方药、处方药和/或传统药物。随着年龄增加，多重用药的发生率迅速上升，这是由于老年患者常合并多种疾病。多重用药会导致不良反应，药物相互作用，服药依从性差的风险上升。如果患者需要使用多种药品，则必须以合理的方法使用，以保证治疗方案合理及使用正确，让药品带来直接、适度的疗效并最大程度避免不良反应。

3）交接过渡期：是指患者经历转院、转科或者更换医务人员的时期。比如，从急诊室转到重症病房；从社区转到医院；从家庭医师转为专科医师；因为换班所以要更换护士等。转换交接时，发生沟通差错的可能性上升，而这可能会导致严重的用药差错。患者尤其容易在交接过渡期遇到严重差错。

因此，良好的沟通便尤为重要，包括交接前后比较患者的用药区别（即药物重整）。而此时，患者便可以主动参与到这个过程中，可以让患者准备一份其服用药品的清单，并及时更新，来帮助药物重整。

（4）用药安全的5个时刻：这是一个患者可参与的工具，用于支持实施WHO第三个全球患者安全挑战（图2-10）。患者或医务人员注意这5个关键时刻，可以降低药物相关的伤害风险。同时该工具让患者参与自己的照护管理，并始终与家人或护理人员保持密切联系。

1）第1个时刻——认识药品：这个药品的名称是什么，作用是什么？服用这个药品有什么风险，可能出现什么不良反应？我的疾病还有别的治疗方法吗？是否已经告诉医师我的过敏史和其他健康状况？我如何储存这个药品？

2）第2个时刻——服用药品：我应该什么时候服药？每次服用的剂量是多少？我应该如何服用这个药品？进食和饮料对正在服用的药物有影响吗？如果我漏服了药物怎么办？当我出现不良反应该怎么办？

3）第3个时刻——加用药品：我真的需要加用别的药物吗？我是否已告知医师我已经服用的药物？现在服用的药物会不会出现相互作用？如果怀疑有相互作用，我该怎么办？我能正确管理现在的多个药品吗？

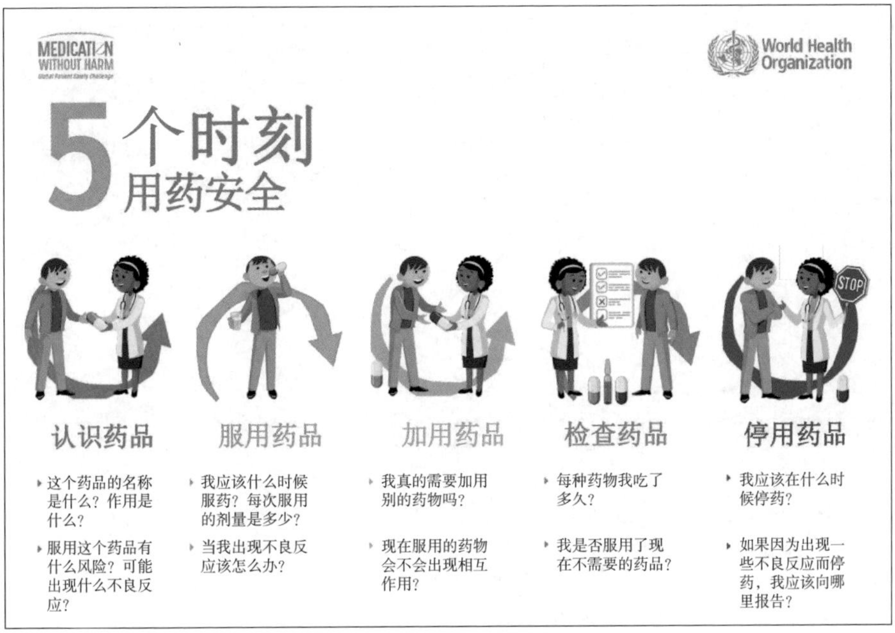

认识药品	服用药品	加用药品	检查药品	停用药品
▶ 这个药品的名称是什么？作用是什么？ ▶ 服用这个药品有什么风险？可能出现什么不良反应？	▶ 我应该什么时候服药？每次服用的剂量是多少？ ▶ 当我出现不良反应应该怎么办？	▶ 我真的需要加用别的药物吗？ ▶ 现在服用的药物会不会出现相互作用？	▶ 每种药物我吃了多久？ ▶ 我是否服用了现在不需要的药品？	▶ 我应该在什么时候停药？ ▶ 如果因为出现一些不良反应而停药，我应该向哪里报告？

图 2-10 用药安全的 5 个时刻

4）第 4 个时刻——检查药品：我是否保留了用药清单？每种药物我吃了多久？我是否服用了现在不需要的药品？健康专家定期检查了我的药品吗？我的药品应该多久检查一次？

5）第 5 个时刻——停用药品：我应该在什么时候停药？我的药品中是否存在不能骤然停用的药物？如果药品用完了我该怎么办？如果因为出现一些不良反应而停药，我应该向哪里报告？我应该如何处理掉多余或过期的药品？

3

应对"黑天鹅"与"灰犀牛"挑战

3.1 "高可靠性组织"：应对"黑天鹅"与"灰犀牛"的必经之路

3.1.1 构建一个容易做对而不容易做错的系统

洛克比空难、MH370 失联、波音 737MAX 停飞……尽管偶发的航空安全事件让航空旅行变得令人担忧，但不可否认，航空业仍旧是当今最安全的系统。安全专家归纳为其具备"高可靠性"（high reliability），就是指复杂的、高危的行业在较长的时间内不发生事故的能力。除航空业外，核电系统及游乐场系统等也是"高可靠性"组织的代表。医疗机构同样具有复杂和高危的特点，但可靠性并不太高，因为不少患者都经历过"黑天鹅"和"灰犀牛"事件。

正因为可靠性并不高，医疗质量和患者安全改进总是各级卫生行政主管部门、医疗机构及行业协会工作的重点。2016 年，美国医疗保健管理学院（American College of Healthcare Executives）关于医院面临的重大事件的年度调查中，患者安全和医疗照护质量排名第三，仅次于财务挑战和政府指令问题。在众多的优先事项中，领导人必须继续坚持不懈地专注于安全并努力确保安全的改善行之有效。在第一章中，我们回顾了 20 多年来的患者安全工作，有的通过标准化或者评审的方式来改善患者安全，有的运用各种质量管理工具来解决具体质量问题，但成效却各不相同，因为很难将对安全的思考和努力嵌入组织的 DNA 中，导致评审及质量活动成为"一阵风"式的运动，运动过后，太阳照常升起。

既然诸如航空、核工业等组织具有"高可靠性"，那么他们是如何可靠地管理高度复杂、高风险的系统和流程的？尽管空难、核泄漏等事故都不可避免地发生过，这些组织又是如何致力于不断从缺陷中学习，建立"零失误"流程的？探究这些"高可靠性"组织的安全基因，学习他们的安全文化，构建一个容易做对而不容易做错的医疗系统，这是值得医疗质量和患者安全管理者深入思考的问题。

然而，航空、核工业等"高可靠性"组织有着太大的差异，没有单一的"高可靠性"组织模式可以运用于所有的医疗机构，"高可靠性"组织共性特点是适用的。美国卫生保健改进研究所（The Institute for Healthcare Improvement，IHI）开发了一个框架，可以帮助管理者建立一种文化和学习系统来支持这些特征。

（1）专注失败（preoccupation with failure）："高可靠性"组织总是关注失败，因为他们认识到没有一个系统是完美的。在医疗领域，这意味着医务人员必须了解患者的恶化迹象，寻找哪些是不可靠或不可持续的过程，并密切关注病情。在这方面，医疗机构需要提高透明度，测试变化过程、监控绩效测量系统的改进方法。

（2）不愿简化所观察到的问题（reluctance to simplify interpretation）："高可靠性"组织不停挖掘更深的不良事件，直到明白真正的根本原因是什么。许多医疗机构已经建立了不良事件报告系统，但关注点更多在于报告本身，分析、改进还不够深入。这既有管理层面的流于形式，也有方法上的不得要领。例如，根本原因分析（RCA）是一种有用的分析方法，但是将根因分析法用于深层次分析所观察到的问题，还并不普及。

（3）对组织运作的敏感性（sensitivity to operations）："高可靠性"组织关注的是任何偏离预期的设计，改变系统的一部分可能会深刻地影响系统的其他部分。例如，改变医院出院时间和相关检验，可能就会影响药房和实验室等部门的支持服务。在每一种情况下，机构组织必须考虑当有这些变化时该如何应对。对性能、可靠系统和测量系统的变化可感知，它将告诉管理者系统是如何运行的。

（4）灵活应变的能力（commitment to resilience）：在"高可靠性"组织中，医务人员不断从错误及不良事件中学习，分享成功的医疗照护模式。从这些事件中获得的知识可以帮助员工更好地应对突发事件。在医疗保健领域，这也意味着领导者必须营造一种心理安全的文化，并鼓励员工，使员工能够分享他们的担忧，讲述有关不良事件的故事，以及学习在未来如何预防这些事件。员工知道他们的话不会被用来"对付"他们，而是组织整体改进的一部分。这些原则也就是所谓的"公正文化"。所有员工不管是临床工作人员还是非临床工作人员都会有能力而且无所畏惧地表达他们对于患者威胁及工作安全的关心，关于患者安全的"公正文化"将在下一节进行探讨。

（5）遵循专业知识（deference to expertise）：在"高可靠性"组织中，专业知识和技能是归属于那些真正具备所需技能的人，而不是那些有权威的人。比如在护理方面，护士就是能够拔尿管，也懂得什么时候该拔尿管的人，而不是只等着医师指令的人，护士通常按照惯例即可。为了使这一流程有效地发挥作用，领导者必须给护士授权，护士根据是否留置尿管的判断来进行操作，因为她们是与患者接触最多的人，也是最了解患者的人。但同时，必须有一个学习和监控系统来确保患者安全，即所有人员必须知道如果他们出现失误该怎么补救。

凑巧的是，本节成文过程中，正值电影《中国机长》热映和美国 HBO 出品的电视剧《切尔诺贝利》上映。前者根据 2018 年 5 月 14 日四川航空 3U8633 航班机组成功处置特情真实事件改编，讲述了"中国民航英雄机组"成员与 119 名乘客遭遇极端险情，如何在万米高空直面强风、低温、座舱释压等多重考验而最终化险为夷的故事。后者讲述了在 1986 年的乌克兰，究竟是什么原因引发了切尔诺贝利事故，以及勇敢的民众是如何牺牲自己拯救处于灾难中的欧洲的故事。除了引人入胜的故事情节，这两部作品都不约而同地诠释了"高可靠性"组织的特征。因为四川航空以刘长健机长为首的飞行团队具有敏感性和灵活应变的能力，并遵循专业知识，119 名乘客才得以避难；正因为专注失败及深入分析存在的问题，世界核电工业才能成为最安全的系统。

质量管理和患者安全工作涉及方方面面，但是从系统本身入手，探究医疗机构最合适的组织框架特征，才是进行一切质量活动的基础。这一点，不妨从向航空、核电工业学习，努力成为一个"高可靠性"的组织开始。

3.1.2 开创患者安全文化对领导者的挑战

领导是在一定条件下，指引和影响个人或组织实现某种目标的行动过程。其中，把实施指引和影响的人称为领导者。每个组织要想实现既定目标都离不开领导者。在这里，探讨领导者对于提升医疗质量、保障医疗安全的作用看似多余，但事实上，并非所有医疗机构的领导者都将改进患者安全作为头等要务，更遑论将患者安全作为一种文化来培育。

为什么医疗规章制度总是不能很好地执行或落实？为什么医务人员不愿挺身而出，主动报告自己的错误？为什么层出不穷的不良事件也未能撬动医院改变的阀门？为什么质量管理活动总会被临床医师看成对立面……作为医院管理者，我们总会面对这些困惑。我们曾想尽办法，试图改变和打破现状，却总是铩羽而归。我们缺少的就是融入医院每一名医务工作者的安全文化。

文化本身是一个动态现象，是我们身边的一个持续现象，在我们与人进行交往的过程中不断地强化和创造，并且由领导的行为塑造。文化也是一套引导并约束行为的结构、常规、规则和规范。一个机构中所有个人行为的总和形成该机构的文化。那么，安全文化有什么特征？这个问题没有固定答案，就像很难用词语来总结概括中华民族的特征一样。但是，诚如我们用善良、勤劳、坚韧来形容我们的民族，安全文化也总归有一些大家都认同的特点，比如，报告侥幸事件和不良事件，从而规避风险；能够针对不良事件展开讨论，共同从中吸取教训；管理者定期征求员工意见和建议并付诸行动，从而优化医疗单元运行；投资进行各级人员的培训和再培训；采取一些激励制度，如将提高患者安全与绩效挂钩；定期发放安全简报，促进交流；医师、员工、患者共同参与，将患者作为安全团队的组成部分，患者的声音可以得到重视；各级人员之间相互协作、沟通；对于受到过失影响的患者和家属要给予支持，同时注重员工安全；防止不可避免的错误伤害患者，要排除没有价值的步骤；将信息技术引入患者安全改进活动。一个医疗机构，只有形成了安全文化，患者安全才能得到最大限度的提高。

（1）谁负责改变文化？改变文化只能由医院的领导来带动，是院长、更应该是领导层的集体行为。每个单位无论多复杂，都有领导组织机构，并且有明确的分组：决策层、管理层、医务人员和临床人员等。每个领导者可以扮演不同的角色，因为领导者的许多职责直接影响治疗、护理或服务的质量与安全，因此领导者的良好协作是机构高效运行的关键。领导者在患者安全中的作用就是通过将安全工作重点融入医院的所有相关流程、功能和服务中，在全院上下培育安全环境。

2013年，美国的一份评估报告发现，高绩效的医院（即在医疗质量与安全相关指标靠前的医院），其董事会成员非常熟知医疗质量与安全，并且在董事会会议期间也肯花更多的时间去讨论医疗质量与安全问题。最近，对美国和英格兰医院的一项研究发现，高绩效医院的董事会采用了更有效的管理方法来监测和提高质量，说明董事会是如何积极影响质量安全的。这些管理方法包括：通过设定特定的质量安全目标和定期监控日常报表，通过结构化数据指导来增强医疗照护管理。方法还包括明确使用质量和安全绩效来评估高层管理人员，着力改善医院运营机制。将这些实践和组织文化与患者安全相联系的医疗机构的杰出代表包括 Dana-Farber 癌症研究所。该所为了应对可预防性死亡，将患者安全纳入临床人员和机构领导的职责，并强调与患者及家属沟通，增强透明度。另外一个代表是 PeaceHealth 中心，其成立了一个管理委员会，负责监督整个医疗系统的医疗质量与安全，并将工作人员的绩效薪酬与具体医疗质量及安全成绩挂钩。

（2）领导者如何开创安全文化？领导者需要利用一切合适的机会向全员传递营造安全文化的决心，通过做出对安全和质量的承诺，以及通过采取行动获得安全、高质量的医疗成果，开创一种安全文化，将设计不完善或不安全的医疗流程产生的伤害降到最低。随着安全领域的发展，领导层通过建立安全文化、响应患者和员工关切的问题、支持改善安全和监测工作进展等措施，来发挥其在确定安全优先级方面的作用。各种方法学的研究都不约而同地证明了领导行为与患者安全的相关性，并着力阐明促进或阻碍安全工作的关键组织行为和结构。

医院领导者可以通过以下措施建立一个有效的患者安全系统：①促进学习；②激励医疗照护团队培育公平、公正的安全文化；③为医疗照护团队提供一个患者安全事件和质控措施透明、自由共享的环境；④医疗照护团队行为模式化；⑤避免可能会妨碍安全的威逼行为；⑥为持续改进提供必要的资源和培训。

说到底，操作层面其实并不难，大量的质量工具、方法、指南可供领导者选择和使用，我想，最重要的还是意识层面的问题，这需要领导者从根本上改变认知。医院医、教、研工作纷繁复杂，各项工作占据了领导者大量的时间。除非将培育安全文化这一意识根植于内心，并且不断传承，否则，要形成一种文化根本就是"空中楼阁"。

3.1.3 区别"四恶行为"，营造积极的"安全文化"

无规矩不成方圆，法律、制度、指南、规范等构成的"规矩"约束着各类从业者的行为，安全才能得到最大程度的保证。但是，"人非圣贤，孰能无过"，没有永不犯错的个人，也没有永不出错的系统。患者安全的进步，取决于我们从错误中学习的能力——无论是未遂事故，还是已经对患者造成实际伤害的错误。从日常错误中吸取的教训可以帮助我们改善工作环境，从而减少错误，并提高容错能力，这也是医院应该具备的积极的"安全文化"。但是，涉及对人为错误的管理时，仍然面临许多困惑。比如，为什么很少有人愿意挺身而出并承认错误？如何掌握处罚错误和在错误中学习之间的平衡？哪些错误必须要接受处罚，而哪些错误可以免责（执行处罚的标准是什么），等等。

（1）你会报告什么类型的错误？1999 年 10 月 12 日，哈佛大学公共卫生学院教授 Lucian Leape 向美国国会小组委员会介绍了美国医疗行业人为错误管理的情况（图 3-1）。只有 2‰～3‰ 的重大错误通过医院事故报告系统上报。除非确实隐瞒不了，医务人员一般不会主动报告自己的错误。因此，医疗保健工作者通常只报告他们无法隐瞒的事件。当然，各行各业都是如此，所以不必对医务人员过多苛责。报告内容也经历着自然发生的演变。首先，医务人员将报告设备故障。设备不会产生强烈反应，因此报告人员几乎没有损失，报告设备故障更将证明你是有严格质量意识的人。其次，医务人员将开始相互报告，即报告同事身上发生的错误，即使报告他人错误有被同事排斥的风险，特别是当他们报告其他人可能没有报告的错误时。第三，这是理想情况，医务人员将开始报告自己的错误。医务人员知道报告自己的错误可能有损自身利益，但他也会认为因为他的行为是无意的，所以面临处罚的风险较低。最后，是最高境界，医务人员将报告他们自己的有意识违规。医务人员报告自己的违规行为会为他人竖起风险先例，并且违规数据将用于预防未来事件，从而使越来越多的人开始自检违规行为。但是，高境界的人毕竟是极少数，人人都提高了自己的境界，那么医院就真正形成安全文化了。

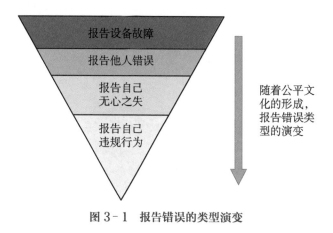

图 3-1　报告错误的类型演变

（2）有意为之，还是无心之过？尽管人人都会犯错，但每个人犯错的类型却不尽相同。美国心肺和血液研究所资助的由哥伦比亚大学研究者编写的《患者安全与"公平文化"》一书中，将医务人员所犯错误分为 4 种类型：人为错误、疏忽、故意违规和鲁莽行为，即"四恶行为"（four evils）。它们并不相互排斥，事实上它们在定义上相互重叠，并且可能发生在同一事故中。

1）人为错误：人为错误是一个社会标签，其特征如下：如果个人所做之事不是他应当采取的行为，并且在该过程中无意中可能导致或已经导致了不良后果，则该个人将被标记为犯错个人，该行为被称为人为错误。

人为错误是用于描述日常行为的术语。错过了高速公路上的岔路口，或者本该给车加 95 号汽油却加成了 92 号汽油等都是人为错误。将行为标记为"人为错误"的门槛非常低，因为我们每天都会犯错，而造成的后果通常很小。在医疗保健行业，我们会犯下同样类型的错误，可能不像我们在日常生活中犯错那样频繁，但往往可能导致更严重的后果。当医师开出错误剂量时，我们可能会将他的行为标记为人为错误，虽然后果可能危及生命，也非该医师故意犯错或有意导致不良后果。

2）疏忽行为：在我们的社会生活中，疏忽是主观上比人为错误更应受到责备的行为。作为一个法律术语，疏忽一词来自民事（侵权行为）和刑事责任体系。疏忽是个人受到医疗系统伤害时通常会使用的术语，通常被定义为未能运用医务人员应当具备的合理的技术能力、谨慎性和知识水平。

3）鲁莽行为：或称严重疏忽，涉及比疏忽更高程度的罪责。民事责任和刑事制度中的鲁莽行为均涉及有意识地忽视风险。鲁莽行为与疏忽行为的不同之处在于，疏忽是指未能识别应该识别的风险，而鲁莽是有意识地忽视明显的重大风险。比如闯红灯、占用应急车道等行为。对于大多数人而言，这意味着比人为错误更高程度的罪责。

4）故意违规行为：大部分规则、程序和职责都要求或禁止特定行为。当个人在执行任务时，明知违反规则仍任意而为，则为故意违规行为。它表明个人在执行任务的过程中知道或有意违反规则、程序或职责。

我们可以从以下案例中进一步认识"四恶行为"（表 3-1）。夜班输血服务有三名值班技术人员，两名当值技术人员和一名主管。其中一位技术人员发布了一个血液单位。该程序要求两名技术人员在发布前手动检查患者和血液单位信息。另一位技术人员正处于晚餐休息时间，留下主管作为第 2 个检查员。发布血液单位的技术人员因与主管性格不合而避免与其交谈。发布血液单位的技术人员选择不要求主管审查该血液单元。其在框中伪造了其他技术人员的姓名首字母，表明已经完成审查并发布了该血液单位。发布的血液单位是正确的，没有对患者造成伤害。然而，另一位技术人员发现她的姓名首字母被伪造，因而报告给了主管。

表 3-1 鲁莽的技术人员

恶意行为	定 义	是否适用于此事件	理 由
人为错误	做了不该做的事情	可能	有可能。"人为错误"一词通常用于远不足以受责备的行为
疏忽	未能保持预期的谨慎	是	技术人员没有采取适当的谨慎措施
鲁莽	有意忽视不合理的重大风险	是	技术人员知道跳过第二组肉眼审查是有重大风险的，但因与主管的性格冲突决定放弃审查，这很可能表明她知道自己正在承担的风险
故意违规行为	明知违反规则或程序	是	放弃审查并代表未按要求进行审查的人员签字是一种故意违规行为

124

（3）结果重要，还是过程重要？虽然可能看起来有些奇怪，但纪律决策很大程度上取决于结果。如果一个护士犯了一个未造成伤害的错误，我们认为这个护士是幸运的。然而，如果另一个护士犯了同样的错误，导致患者受伤，我们认为该护士应该受到责备，并可能采取处罚。社会科学称之为严重偏见：结果越严重，行为者就越应该受到指责。

基于结果的处罚决策的麻烦之处在于，那些未伤害到他人的鲁莽人员有时会比造成伤害但仅仅是疏忽或人为错误的人受到更少惩罚。然而，纪律处分是否有效，取决于犯错者的意图。处罚可以阻止那些有意识地选择无视风险或有意伤害他人的人，但对那些无意犯错误的人几乎没有影响。就像上面输血科这名鲁莽的技术人员，虽然没有对患者造成伤害，但整个过程都是不恰当的，因此处罚是必要的。

基于规则的纪律决策是最容易理解的。大多数高风险行业都有旨在防止事故发生的规则、政策和程序。在任何一种情况下，都需要考虑两个问题：①个人是否违反了规则；②个人是否故意违反了规则。然而，基于规则的纪律处分方法存在一些困难。首先，并非所有故意违规都是有害的。如果医务人员认为某些特殊情况下有必要违反救治患者的政策，并且事实支持此结论，那么医务人员是否应该简单地遵循程序原有规定，以致患者未能避免不良结果？甚至有恶意合规性的存在，有没有带有不满情绪的医务人员故意遵循有缺陷的程序？如果是这样，只会对组织造成损害。

总之，一个对任何报告的行为都不予惩罚的"无责怪"制度是不合理的，因为社会有正当理由要求对某些行为进行纪律处分或采取强制措施。但我们也不能仅仅从结果或者根据是否故意违反政策来判定其行为。作为管理者，需要更加明辨是非，应该根据他们是否知道所冒的风险会增加潜在的伤害来判断其是否应该接受处罚。

（4）为什么总犯相同的错误？在质量管理中有这样一种疑问，为什么某某医师老是犯错？发生重复错误的原因有两类。一方面，个人所处岗位或执行的特定任务本身就容易出错。正如我们可以设计系统以最大限度减少人为错误一样，我们还可以设计出使出错率显著降低的系统。例如，考虑汽车制造商是否突然取得改变油门、刹车和离合器踏板位置的资格。也许某些汽车的油门位于左侧，离合器位于中间，而刹车位于右侧，人们可以轻松地了解每辆车下面两个或三个踏板中的哪一个具有什么特定功能，但是对于刹车、离合器和油门位置的生活经验和根深蒂固的习惯则会导致一种危险：踏板位置变动后汽车事故风险将显著增加——处于紧张状态的驾驶员很可能会以这些控件的传统布局惯性应对。医疗保健系统也不例外，缺乏标准化和良好设计的药品标签和设备布局将导致重复错误。如果错误重复发生，系统设计人员就必须了解错误率。

另一方面，重复错误的原因可能在相关个人。近期生活中的创伤事件或者分心事件都可能导致人们失去对工作细节的专注，从而可能导致错误率增加。虽然我们认为最近犯了错误的人应该最不可能再犯相同错误，但创伤后应激的犯错个人往往有更高的出错风险。在这些情况下，将犯错人员调离当前任务或补充人员以帮助控制异常错误率可能才是适当的补救措施。调整更合适的工作职能、再培训或帮助创伤后应激恢复都应作为组织必须准备好的非惩罚性手段。

预防错误是医疗组织的一项重大战略目标。医院除了应该消除惩罚性错误报告系统，以确保医务人员可以"安全"地提供报告之外，还应制定制度以跟踪错误和增强措施的有效性，这是医疗机构应该具备的"安全文化"。管理部门必须为减少错误贡献力量，而不是隐藏错误，因为每一个错误都是思考如何改良系统的机会，也是思考如何管理危险行为以显著降低伤害率的机会。我们的系统过于专注于指责个人，而鲜有强调应如何从过去的错误中吸取教训。非惩罚性上报很好，但并不代表就不管问责制了，让医务人员自己检举自己的错误而非明哲保身，也是一种问责。

我们应该达成这样一个共识：不报告自己的错误，阻止系统和其他人由此吸取教训，才是最大的罪恶。

3.1.4 学会不责怪

在患者安全史中，有一个"护士玛丽"的经典故事。

有一位护士叫玛丽，在纽约一家医院已经工作 3 年了。这年，纽约气候异常，住院患者激增，玛丽忙得脚不沾地。一天，给患者发药时，她张冠李戴发错了药，幸好被及时发现，没有酿成事故。但医院管理部门依然对这件事情展开了严厉的"问责"。

首先问责护理部。他们从电脑中调出最近一段时间的病历记录，发现"玛丽负责区域患者增加了 30%，而护士人手并没有增加"。调查部门认为护理部没有适时增加人手，造成玛丽工作量加大，劳累过度，属于人员调配失误。

然后问责人力资源部门的心理咨询机构。玛丽的家里最近是否有什么问题？询问后得知，她的孩子刚 2 岁，上幼儿园不适应，整夜哭闹，影响玛丽晚上休息。调查人员询问后认为"医院的心理专家没有对她进行帮助，属于失职"。

最后问责制药厂。专家认为"谁也不想发错药，这里可能有药物本身的原因"。他们把玛丽发错的药放在一起进行对比，发现几种常用药的外观、颜色相似，容易混淆。他们向药厂发函：建议改变常用药品外包装，或改变药物形状，尽可能减少护士对药物的误识。

那几天玛丽特别紧张，不知医院会如何处理。医院心理专家走访，告诉她不用担心有关患者的赔偿事宜，已由保险公司解决。还与玛丽夫妻探讨如何照顾孩子，并向社区申请给予她 10 小时义工帮助。玛丽下夜班，义工照顾孩子，保证她能充分休息。同时医院特别批准她"放几天假，帮助女儿适应幼儿园生活"。

自此之后，玛丽更加认真细致地对待自己的工作了。

（1）了解人类的易错性：人类被描述为"天生自私，偶尔利他，追求幸福，无可避免容易犯错的群体动物，他们祈求（或诅咒）自由意志和错误调整的能力，以能够看到和避免其周围世界中的危险"。对医疗机构管理者来说，反思和接受这一说法，为建立问责文化奠定了基础。与责备文化一味强调处罚错误不同，问责文化使得相关人员在患者安全事故和险情发生后能够吸取教训，并实现高度可靠的临床结果。

为了创造一种让团队中的每个人都对学习负责并持开放态度的文化，医院管理者和医务人员都必须从承认人类的易错性开始，建立并培养负责和参与的团队，能够在伤害发生之前发现和解决问题。我们需要接受5个普遍原则：①人都会犯错；②人都会发生偏离；③风险无处不在；④追求卓越质量和高度保障的患者安全是我们的价值观；⑤人人有责。

（2）向前看，不要向后看："自古及今，未有能全其行者也，故君子不责备于人"。人在犯错的时候，总是倾向于掩盖错误，这是人性的普遍弱点。所谓光明磊落者寡，文过饰非者众，人的本质上是"自私"的。从某种意义上说，人的"自私"不一定是刻意的，而是一种天性的表现，也是一种自我保护的本能。传统观念中，对医疗差错负有责任的医务人员通常会受到指责和处罚，但这种处理方法对防止医疗差错的再次发生并非行之有效的策略，尤其一些事故是尽职的医师在一个缺乏支撑的医疗体系中无能为力所致。此外，偏重对医务人员的责备也会打击他们的士气。

责备是向后看，专注于改变个人。事后并不比事前更安全。问责是向前看，追求通过建立更强大的系统来改进。当我们从小事中学习如何改进组织时，系统将变得更加安全，患者将得到更好的保护，医务人员也将得到更好的支持。

（3）重问责，不代表不追责：尽管"不责备"对于患者安全运动的发起至关重要，但随着时机的成熟，重新审视追责和个人问责制的平衡关系是合理和可预期的。在上一节中我们介绍了"四恶行为"，某些不良事件发生往往是由于医务人员个人走捷径或毫无顾忌地忽视安全操作等鲁莽或者故意违规的高风险行为。例如，忽视手卫生会导致医院相关性感染，而有些医师经常不记得洗手，尤其在无人监管时更是如此。一项研究也证实，当有监督人员在场时，手卫生达标率增加了3倍。这些类型的错误不一定要靠系统方法去解决，而应关注个人绩效（包括处罚或其他措施），从而改进这些类型的患者安全问题。

最近，一项对医师、护士、医学生和住院患者的调查发现，无论是专家还是患者都认为医师应该对基本的医疗安全措施负责，如手卫生、跌倒风险评估及手术前暂停核查（time-out）。大多数参与调查的人群均支持惩罚性的措施。比如，扣发绩效、停职及对多次警告未改者处以辞退。因此，问责与责备需要相互依存，当然，这考验的是管理者的智慧。

[案例] 问责还是责备?

异丙醇被误作对比剂注射入一名行颈动脉造影的患者体内，导致患者严重卒中最终死亡。作为一名医院领导，您将如何应对以下3种场景?

场景1：由于异丙醇和盛放对比剂的瓶子并排放在储存架上，并且看起来相似，放射技师将错误的溶液倒入了操作盘上的无菌容器中。

场景2：尽管操作程序要求必须在使用前确认使用的溶液是否正确，但是由于这是当天第3例操作，并且之前的操作非常顺利，所以放射科医师和技师并没有花时间确认。

场景3：尽管技师提醒要完成术前检查表，但匆忙的放射科医师拒绝与技师确认是否使用了正确的溶液。

放射科医师及时向家属坦白患者安全事故后，医院启动责任审查。

场景1代表人为错误。技术人员将得到安抚，寻找导致事件的因素将会改善试剂瓶的存放和分类标注。

场景2大多数情况下代表风险行为。放射科医师和技师将会受到相关的指导教育，告知其什么是行为漂移，以及他们没有核对液体的行为正是对应于医院相关规定的漂移，提醒他们遵循程序规定的原因和重要性。

场景3是放射科医师鲁莽行为的一个示例。诊断部门的主管对事件展开调查，这有助于通报医院的问责审查情况。主管与放射科医师会面，讨论潜在的惩戒措施，并对未来的表现设定明确的期望。主管还与技师讨论此事，技师接受培训，明确在必要时直言不讳和中止操作的重要性。医院培训放射科团队以提高其安全意识。

3.2 关键管理环节：影响
患者安全战役的成败

3.2.1 提升科级质量活动效能

科室是医院管理的基本单元，也是"医院-科室"两级医疗质量管理体系中的重要层级。建立"高可靠性"组织，除了领导者以身垂范引领安全文化建设，也离不开全员以积极的姿态投入患者安全的持续改进，而科室则是每一名医务人员参与质量管理的重要平台。就像"和谐号"动车一样，子弹头很关键，但同时也需要各节车厢步调一致。在质量活动中，往往存在"中枢发热、末梢坏死"的情况，决策层热血沸腾、信心满满，但是到了科室及每一位医务人员，总感觉热情不高、投入不足、效果不明显。因此，提升科级质量活动效能，强化科室质量管理担当，是应对"黑天鹅"与"灰犀牛"所应该有的坚持。

（1）科级质量管理效能的关键影响因素。

1）如何管理你的团队：对一线医护人员的监管力度是影响科级质量管理效能的基础。一线人员的素质和能力是医疗质量的基础，科室对一线医护人员的监管是科级质量的重要影响因素。大型综合性医院一线医护人员在医疗业务量高位运行下存在许多薄弱环节。比如，人员构成多样，既有本院医师，又有进修医师、规培医师和实习医师等，单独管理患者的水平参差不齐。上级医师对一线医师的带教和监管影响着医疗质量和患者安全：不充分带教，查房提出分析性指导意见不足；疏于审查，对一线医护人员医嘱处置把关不严；督导不够，对病历书写、医嘱执行跟踪不力，将不可避免地置于遭受"黑天鹅"与"灰犀牛"攻击的境地。

2）管理手段是否灵敏：内部质量控制手段的灵敏度是影响科级质量管理效能的关键。内部质量管理机制是科级医疗质量稳步提升的制度保障。针对医疗质量缺陷、患者安全不良事件等问题，科室内部的预警、处置、监控等机制是否健全是科级质量管理的关键因素。然而，很多医师在业务上是专家，但是对于如何运用科学的管理工具来提升医疗质量管理效果和患者安全管控水平却知之甚少。

3）谁是科室管理的核心：正如院长在医院安全文化建设中的核心作用，科室主任的管理水平是科室能否形成质量文化的关键。科室主任是科级质量管理的核心，科室主任的领导力是科级质量管理推进和革新的决定性因素。科室主任的统筹领导能力弱会导致科室缺乏协作攻关和"1＋1＞2"的效应意识，甚至科室内各专业组、骨干医师之间存在互不过问、各自为政的情况，影响科级管理整体效能的提高。

（2）科级质量活动职责任务与工作制度：科级质量活动是每个医院都在进行的管理探索。因此，不同医疗机构对科级质量活动职责任务的定义也不尽相同。笔者结合十余年的科室质量活动管理工作，略谈经验供参考。

1）明确组织：科室质量管理组织是科室层面质量管理相关工作的组织者和督导者。通俗一点讲，就是科室得有一群相对固定的人来琢磨医疗质量和患者安全这个事。鉴于科室领导在质量管理中的作用，科室质量管理组织必须由科室主任牵头组成，护理人员也应在组织中担任重要角色。

2）明确具体职责任务：科室质量管理组织的职责任务不是固定不变的，除了基本的质量管理活动，还可以根据所面临的形势进行调整、拓展，但至少应该履行以下职责任务：

A. 质量安全目标管理：质量安全目标既要包含可以用数据分析的质量指标，也要包含患者安全事件。不管是国际通用的还是国内的，指标可以衡量科室的运行状态，这已经在第一章中进行了阐述。除此之外，质量小组讨论分析患者安全事件将会有助于查找医疗安全隐患，督促持续改进。

B. 诊疗质量督查：督查是对诊疗过程的质控，包括核心医疗规章、诊疗操作技术规范的执行情况等，应重点围绕关键、薄弱环节，定期抽查患者的诊疗质量，如术前评估、手术安全核查、围手术期或并发症的观察处理等，督促改进。

C. 病历督查：病历质量因为有明确的管理载体，因此是传统意义上的质量管理着墨最多的地方。质控小组应督导科室医务人员严格执行病历管理相关规定，规范书写，按时归档，并围绕科室病历主要问题进行分析和讲评。如果连病历质量都无法提升，那么质控小组的工作就是失职的。

D. 医院感染（院感）督查：院感是容易被忽视的环节，因此，质控小组应督促科室医务人员及时上报院内感染病例，组织开展本病区呼吸机、导管等相关感染的目标性监测和环境监测，监督抗生素使用和感染处理情况，监督医务人员做好手卫生、多重耐药菌管理等日常性感染管理工作。

E. 教育和培训：教育和培训是科室质量管理活动的重要组成部分，其目的是提高所有医务人员的质量意识。教育和培训的相关内容将在下一节进行详细探讨。

3）明确工作制度：通过建立健全每周质量点评、每周业务学习、每周病例讨论和每月质量分析 4 项工作制度，形成质量管理的长效机制（图 3-2）。

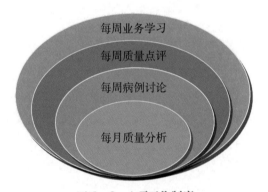

图 3-2　4 项工作制度

A. 每周质量点评制度：科室利用每周大交班等时机进行质量点评，重点讲评医院质量管理要求、医院通报的质量安全隐患、科室质量督查发现的问题及下一步改进措施等内容，要求科室人员立即改正，持续不断地提高医疗质量。

B. 每周业务学习制度：科室每周组织科内业务学习活动，重点围绕临床诊疗相关的基本理论和技能、诊疗前沿技术和方法等展开学习，提高全员能力素质。

C. 每周病例讨论制度：科室每周组织病例讨论会，重点对疑难危重病例、死亡病例、严重并发症病例、新技术病例、纠纷病例等组织讨论，集中确定患者最佳诊疗方案。

D. 每月质量分析制度：科室每月组织质量分析会，汇总分析药占比、平均住院日、非计划二次手术、并发症发生率等质量安全指标的完成情况，分析当前医疗质量安全形势、问题和对策，并形成相应管理措施。

（3）存在的问题及应对：经过十余年的探索，科室质量活动成为科室质量管理的重要内容，但仍然逃脱不了很多问题的束缚。比如，质量活动开展成为应付，仅仅是为了通过医院管理部门的督导检查；科室主任的不重视甚至不作为，使得科室活动未能按照要求经常性开展；少数坚持开展活动的科室主题单一，记录内容重复；关键质量指标不关注、不分析，更谈不上改进。

既然认同科室质量活动对医院整体质量提升的重要作用，那么处理这些问题，也是医院质量管理者义不容辞的责任，我想并没有什么灵丹妙药，无外乎持之以恒，人事、绩效、晋升等，领导者可以运用的杠杆有很多，但一切都得从科室主任对质量的坚持开始，让科室质量活动成为一种习惯。

3.2.2 死亡病例讨论——对生命的敬畏

作为医师，没有人希望患者死去。学会面对患者的死亡，让我们从医学生成长为医师。然而，也有一种可能，随着经历的死亡病例越来越多，我们对死亡变得越来越麻木，甚至对隐藏在死亡中的问题视而不见。敬畏生命，我们必须从死亡中不断学习。

死亡病例讨论就是从死亡中学习的重要契机。它不是自由开展的学术活动，而是国家 18 项核心医疗规章制度的重要组成部分，科室对死亡病例及时进行回顾性病例讨论分析，总结经验教训，不断促进医疗水平提高，是制度要求的规定动作。但是在具体执行过程中存在许多值得改进和提高的地方。

（1）组织上不严谨：医疗体制的理想状态应该是，患者从入院到治疗终结的全过程，能体现科室或者医院的综合救治水平。但实际上，除了偶尔的科室主任查房，或者疑难病例讨论，在患者住院期间更多体现的是本医疗组的救治水平。特别是针对死亡患者，死亡讨论可以充分吸收本组外医师对诊疗过程的点评或建议，并让我们重新审视患者的救治过程。然而类似于患者的救治过程，病例讨论体现的也是本组水平：科室领导不参加，本组外其他专家教授也不参加，个别死亡病例讨论甚至演变成应付医院质控部门质量抽查的"作秀"，在制度要求的"讨论必须在患者死亡后 5 个工作日内"的时间期限内匆匆收场。

（2）内容上不深入：可以理解，面对自己的错误，我们往往顾左右而言他，除非死亡病例引发医患纠纷，或者产生重大的社会影响。虽然我们鼓励开展非惩罚性的病例讨论，即病例讨论中发现的缺陷对诊疗组并不会有任何影响，但是很多医师仍然顾忌将自己的诊疗缺陷曝光。此外，死亡患者往往病情复杂或者死因不明确，一个病例的诊疗可能会涉及多个学科的专业问题，而死亡讨论时未邀请相关学科参加则影响了讨论质量的进一步提高。

（3）讨论结果与患者安全改进的脱节：国家如此重视死亡病例讨论，并将其作为 18 项核心医疗规章制度之一，除了医师可以从病例的诊疗过程中吸取教训、不断成长之外，也可以为医院系统性改进患者安全工作提供线索和思路。这种改进不仅体现在医务人员通过死亡病例不断提升诊疗能力，也体现在医院管理者识别安全漏洞和风险，把医院建设成为"高可靠性"组织。尽管死亡讨论结果暴露了许多缺陷，但是并不见得完全就被管理者重视，许多死亡病例存在相同或相似的问题，说明我们的管理还不够灵敏。

基于此，我们进行了系统设计，出台了《科室死亡病例讨论规范》，用以不断提升科室死亡病例的讨论质量（表 3-2）。

133

表 3-2　科室死亡病例讨论评分表

考评项目	考核内容	分值（10 分）
参加讨论的人员情况	由科室正/副主任主持，护士长、责任医师、经管医师、责任护士必须参加，涉及相关科室应共同参与讨论	1
讨论前病历资料准备	病情介绍详细、客观	2
讨论内容	对病情演变的观察、处理分析是否深入	1
	对抢救及患者急救的分析是否深入	2
	有死亡原因的分析、诊断的确认	1
	经验、教训的总结	2
主持人总结（正/副主任）	有经验教训的总结	1
根据死亡讨论的组织情况、讨论内容进行评分：		
质量督导专家从各自专业角度分析本病例的死亡原因及影响因素：		

在讨论的组织上，要求死亡病例讨论由科室正（副）主任主持，护士长、责任医师、经管医师、责任护士必须参加，科室其他医疗人员应全部参加。若诊治过程涉及其他学科专业问题，医院质控部门将邀请相关学科专家共同参与科室讨论。在讨论内容上，科室死亡病例讨论中所提及的诊疗问题一律不作为追责依据，相反，对回避问题、避重就轻、敷衍塞责的讨论，医院将加大处罚力度。

规范出台后，医院质控部门定期选择病例，邀请医院质控专家参加科室死亡病例讨论，并按照一定规则对科室死亡病例讨论进行现场评价，但试行一段时间以后，新的问题出现了。

参照 2016 年发表于《中国医院》杂志的"我国三级医院住院患者死亡率的影响因素分析"这篇文章的数据，国内三级医院总体住院患者死亡率的中位数为 0.838%。在医院出台《科室死亡病例讨论规范》以前，医院的患者死亡率在 0.2% 左右，但是自 2016 年初该制度出台后，医院在总体收治人数保持稳定的情况下，死亡病例数大幅减少，死亡率也大幅下降至接近 0.1%。我不大相信这是医院整体诊疗水平突然提升使死亡患者减少，这背后可能隐藏着一些原因（表 3-3、图 3-3）。

表 3-3　2013—2017 年住院患者死亡统计表

年度	出院人次	死亡人次	死亡率/%
2013	115 940	291	0.25
2014	128 031	229	0.18
2015	128 554	192	0.15
2016	132 472	174	0.13
2017	126 077	152	0.12

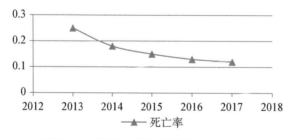

图 3-3　2013—2017 年住院患者死亡率

进一步分析，从 2015 年开始，随着医院死亡病例数逐渐减少，医院自动出院病例人数激增。所谓自动出院，是指由于患者或患者家属主观原因，要求终止医疗服务关系，主动要求出院的行为（表 3-4、图 3-4）。很多生命垂危的患者，家属想要患者在家里走完人生最后一程。但也不排除医务人员向家属传递信息，告诉家属继续抢救将会面临人财两空的艰难抉择，而暗示家属应该选择放弃治疗。当然，自动出院的患者自然不用再进行死亡讨论，也免了书写死亡病例讨论记录及被医院质量管理部门盯上的麻烦。

表 3-4　2013—2017 年住院患者自动出院统计表

年度	出院人次	自动出院人次	自动出院率（％）
2013	115 940	89	0.08
2014	128 031	528	0.41
2015	128 554	788	0.61
2016	132 472	832	0.62
2017	126 077	1 011	0.8

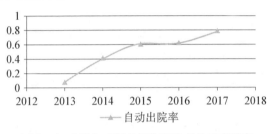

图 3-4　2013—2017 年住院患者自动出院率

但是，自动出院病例的流行病学特征与死亡病例高度相似，不代表自动出院的病例就没有值得总结和思考的地方。统计数据更是告诉我们，自动出院患者中产生医疗争议事件的例数与死亡患者中产生的医疗争议事件的例数差异无统计学意义，在 2013—2017 年 5 年中发生的例数分别为 29 vs 35（$P>0.1$）。因此，2017 年出台的《自动出院病例讨论规范》并不是和临床医师玩"猫捉老鼠"的游戏，只是希望借此提醒临床科室，也警示管理者，所有对改进患者安全有促进作用的病例都应该被重视（表 3-5）。

表 3-5　某医院 2012—2016 年死亡与自动出院病例关键指标对比

指　　标	死亡	自动出院	P 值
平均住院日（天）	16.84	9.59	<0.1
平均住院费用（元）	93 700.54	32 692.99	<0.1
气管插管发生率（％）	25.51	4.61	<0.1
进 ICU 比例（％）	21.94	6.30	<0.1
"三管"感染发生率			
呼吸导管（‰）	22.43	24.21	>0.1
血行导管（‰）	4.32	4.86	>0.1
尿管（‰）	0.18	0.17	>0.1
医疗争议事件数量（例）	35	29	>0.1

135

黑天鹅与灰犀牛

3.2.3 "危急值"：医技、临床和管理者共同的责任

现代医学中发展最快、投注资源最多、最引起社会大众关注的，莫过于急救医学。从为了能迅速将伤者由战场运到医疗站所发展出的救护车运送体系，到只要少量全血就能够迅速分析出患者基本生理情况的床边诊断分析（point of care test，POCT），现代医学所强调的，就是如何在最短的时间内让医护人员有效取得所需的资源。

JCAHO 在 2002 年 6 月 17 日公布的一份有关延迟治疗的警讯事件中提及：在 55 位患者延迟治疗（包括急诊、加护病房、一般病房、手术室及救护单位等），并导致 52 位患者死亡的原因分析中显示，①因检验检查结果未及时获悉而导致治疗延迟的例数占 15％；②进一步探讨上述事件根本原因发现：42％的医疗机构认为患者危急信息提供的有效性是患者是否会被延迟治疗的相关因素之一。

由此可以发现，检查／检验单位不是只要发出正确的报告即可，同时对于所谓"紧急检查""危急值"或"重要异常结果"，检查／检验单位应在一定时间内通知相关负责医护人员，才能确保患者可以获得及时且适当的治疗。

（1）什么是危急值：危急值（critical values）是指某项或某类检验异常结果，当这种检验异常结果出现时，表明患者可能正处于有生命危险的边缘状态，临床医师需要及时得到检验信息，迅速给予患者有效的干预措施或治疗，才可能挽救患者生命，否则就有可能出现严重后果，失去最佳抢救机会。

（2）出现危急值该如何管理。

1）医技科室层面：根据 2008 年 JCAHO 提出的患者安全年度目标，有关"医疗提供者须有效改善沟通成效"的部分明确指出：医疗机构须做到"测量、评估并适时地改善检查／检验报告完成，以及主要负责医护人员接获报告的及时性"。

而在"ISO 15189 医学实验室——品质与能力特定要求"中也有危急值通报（5.8.7）、报告完成所需时间监控与报告延迟应加以处理（5.8.11）等相关规范。此外，2012 年医院等级评审标准中也有针对医技科室报告的正确性与传递时效的相关规范。

2）临床医护人员：对于临床医护人员而言，应该怎样科学、妥善地处理危急值呢？我们先分享危急值处理不到位导致的两个医疗安全不良事件案例。

[案例1]

患者因"慢性肾功能衰竭"入院治疗。完善相关检查和术前准备后行"同种异体肾移植供肾植入术"。术后当日输注700g葡萄糖，输注5U胰岛素；术后第2日输注225g葡萄糖，未输注胰岛素，患者血糖值最高达136.26mmol/L，检验科报送危急值；术后第3日输注175g葡萄糖，未输注胰岛素，患者血糖值最高达16.38mmol/L，检验科再报危急值。当晚患者出现烦躁，予以镇静处理，翌日突然出现血氧饱和度下降、烦躁、呼吸急促，后因呼吸、心跳停止，经抢救无效死亡。

警讯：检验科连续报送两次危急值，临床医师未评估处置，病程中无相关记录。

[案例2]

老年患者因急性胃肠道症状入急诊检查和治疗。急诊接诊医师开具相关检查（血液生化、腹部CT、心电图等）。患者先行心电图检查，后至放射科，在等待做CT检查过程中，突发心肌梗死，经抢救无效死亡。

警讯：患者心电图已提示"ST段改变"。心电图室医师电话通知急诊诊室未果放弃继续寻找患者，危急值未及时得到有效处理。

对临床医务人员而言，怎样处理危急值才符合规范和要求？只有两点：①及时的评估（需要处理，还是不需要处理）；②不管处理与否，都要在病历中明确记录。

3）管理者：对于管理者而言，除了经常性督导医技科室按照规定时间将危急值结果传达给临床医师及临床医师及时、有效处理外，还应注意以下几点。

A. 医院应有各专科特异性的危急值报告范围。2012年，笔者医院参加三级综合医院评审时，开始重视危急值的规范管理，全院制定了统一的危急值报告表，除规范报告和处置流程外，还设定了近40个检查检验危急值目录。但在执行过程中，却对临床工作造成了一定程度的困扰。比如，心肌损伤标志物对心内科而言是常规指标，如果心内科将心肌损伤标志物作为需要额外关心的危急值，将使工作量极大增加，但对其他科室而言，若患者心肌损伤标志物显著异常，则需要引起充分重视。同样的情况如血液内科对白细胞、血小板等指标的反应程度等。因此，从 2013 年开始，医院将危急值目录设定权限下放到科室，各专科制定本科危急值目录，医院只需审核认定。所以，心肌损伤标志物对心内科不是危急值，但对其他科室却是。

B. 检查/检验单位可藉由各类资讯系统（如实验室信息系统、医院信息系统）及信息设备（如呼叫器、移动电话、广播、无线传输设备等）传递信息，协助主要负责医护人员即时接获报告结果，同时确保重要异常结果均能正确无误地传达。就像机场广播催促旅客登机一样，在其余手段未能将危急值信息第一时间告知时，广播系统将有意想不到的效果。

C. 应将门急诊危急值与住院患者危急值等同对待，并尽一切可能畅通门急诊危急值的报告与处理。

3.2.4 "家有一老，如有一宝"——发挥老专家在质量安全中的作用

中国有句古话，叫作"家有一老，如有一宝"，因为他们经验丰富、阅历充足，可以给出独到的见解，并且还会分析事情的轻重缓急及利弊。对医疗机构而言，不再从事临床一线工作的老教授也是宝贵的财富。因为他们对医院有着最深的感情，愿意利用退休时间帮助医院进行质量改进工作，他们几十年的从医经验可以帮助医院更深层次地分析患者诊疗环节的质量缺陷，更重要的是，他们具有德高望重的"江湖地位"。因此，充分调动老专家的积极性，充分发挥他们在医院质量管理和患者安全改进中的作用，不仅有助于缓解医院专职质控人员数量不足的困难，也有助于推进医院"安全文化"的培育。

然而，老专家不可能全职投入医院质控工作，他们的身体状态也不允许长时间从事高强度的质控工作，因此，需要设计好他们的功能定位，赋予他们职责权利，才能发挥好老专家的优点，不至于流于形式、走过场。

（1）病历质控的骨干：医院最新的《关于调整病历质控专家库的通知》中，医院组建了 45 人的质控专家库，而其中的核心专家小组中，已经退休的老专家占 50%。原则上，医院所有病历质控专家库成员每月将按专业相关性和回避机制被推送 5～10 份待查病历。重点为当月复杂疑难危重病历、二次手术或再入院病历、住院时间较长病历、纠纷病历、死亡病历、疗效欠佳的部分自动出院病历等。根据医院制定的《病历质控标准》，评分为 85 分以下的病历，将提请病历核心专家小组进行会议审议，会议每季度召开一次，对 85 分以下

的病历进行评定，有重大诊疗缺陷和重大书写瑕疵的病历将被评定为不合格病历。

（2）病例讨论和查房的核心：除了病历质控，老专家还可以活跃于众多病例讨论中，包括死亡病例讨论、非计划再次手术病例讨论、危重症病例查房等。在医院 2015 年出台的《关于成立危重症救治专家协作组的通知》中，质控专家被赋予了更多的责任，包括以下：

1）依据国内外相关诊疗指南和规范，完善医院危重症救治流程，并对医务人员危重症救治能力进行培训。

2）定期组织召开危重症患者多学科联合诊疗学术交流和病例讨论，分享前沿知识和临床经验，共同研究制定患者诊疗方案。

3）定期组织督导诊疗工作，持续改进诊疗质量。

4）对院内危重症患者诊治相关流程、营房改造、设备购置等提供决策建议。

5）合作开展临床科研和教学，促进危重症患者救治水平和医、教、研水平的提升。

有这样一支队伍在，临床医师在危重症患者救治的每个环节将更加谨慎，因为他们的诊疗过程将被检视。而逐渐的，很多科室甚至主动告诉我们，他们想邀请专家组来科室进行病例讨论，共同探讨优化诊疗方案。从被检视到主动改进，临床医师和管理者也不再是对立面。

（3）医疗争议事件的裁判：随着《侵权责任法》出台并被广泛用于医疗纠纷处理，越来越多的医疗争议事件交由法院进行裁定。但是不愿意走法律途径的人仍然较多，他们就想和医院"私了"。对医院而言，如何"私了"也是需要万分谨慎的。赔偿太多，科室及当事人不服；赔偿太少，患者及家属不愿意。因此，建立双方都接受的公平的裁定机制尤为重要，而依托老专家对医疗行为与损害后果是否有因果关系、责任比例划分、从争议事件中吸取哪些经验教训等进行明确是不无裨益的探索。相关学科领域的老专家还真能帮得上忙，这部分内容将在 3.3.3 "司法鉴定模拟——重大疑难纠纷病例讨论专家组长制"中进行介绍。

3.2.5 危重症患者的管路安全管理

气管插管、尿管、胃管、深静脉导管……危重症患者的救治就是一场"管道大作战"。管路的混乱容易导致许多医疗差错，尤其是用药错误，包括错误的给药、错误的速率、错误的剂量、错误的输注部位等。对于急救患者，可能会有多根输液管路同时进行输注，这样就更可能导致连接错误输液泵、错误的输液袋或错误的给药途径，其中一些错误可能会导致非常严重的后果。怎样维护好管路的使用质量，减少因管路管理不善导致的医疗不良事件出现，是危重症患者安全管理的重要内容。

（1）减少非计划性拔管事件。

[案例1]

某患者意识改变后插管，并转至专科监护室。于21:00转入，当时因左手无力未予以固定，仅固定右手。患者于22:30以左手自拔气管内管，non-rebreathing mask 使用，SpO$_2$ 98%，报告值班医师，表示暂时无须插回气管内管，次日早上5:00因呼吸衰竭再次插管。

非计划性拔管发生率为3%~12%。大多数非计划性拔管的患者都需要及时重新插管，因为延后重插管可能会导致较高的死亡率。而且，在非计划性拔管后，再重新插管通常在技术上也较为困难。非计划性拔管会导致呼吸机使用时间拉长，住加护病房时间及整体住院时间都较对照组延长。

1）非计划性气管内管拔管（含口管及鼻管）的区分。

A. 蓄意拔管（deliberate）：即患者乘医护人员不注意时，故意将气管内管拔掉，这种情况发生率最高，约占80%，其中一半的患者需重插管。

B. 意外拔管（accidental）：即因医护人员帮患者做的一些处置或患者无意识扭动时，气管内管意外滑出脱落，发生率较低，约占20%. 但大多数都需重插管。

2）非计划性拔管易发因素：经口插管患者、易激动患者、镇静效果不足、固定不当。

"中国台湾地区患者安全通报系统"在2007年通报的2 466件管路事件中，有关气管内管（含口管及鼻管）脱落（含自拔、意外滑脱、其他及未填）总例数共857件。在自拔气管内管的690件案例中，有326件（47.2%）需重新插管；在气管内管意外滑脱的117件中，有73件（62.4%）需重新插管。整体来说，气管内管脱落以后，有437件需重新插管（50.2%），超过总例数的一半（图3-5）。

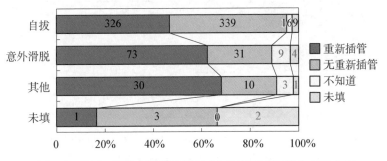

图 3-5 Endo 管路之管路脱落方式与是否重新插管之交叉分析

3）改进建议：虽然非计划性拔管可能会增加患者死亡率与感染率，但目前并无医学证据可以确定哪一种方式可以有效降低非计划性拔管率。以下为文献报道的专家学者的建议，提供参考。

A. 加强护理的监督管理。在加护病房，有证据显示配置足够的护理人员可有效降低拔管的概率。

B. 对气管内管做适当固定，可减少意外性拔管的概率。

C. 适当的镇静。在加护病房中使用镇静剂，并不会增加使用呼吸器的日数，但可以降低自拔管的概率。

D. 尽早脱离呼吸机及拔管。随时评估患者是否可以脱离呼吸机及气管内管留置的必要性。

（2）及早拔除不必要的中央静脉导管（central venous pressure catheter，CVP）。患者若没有继续使用 CVP 的必要性，可尽早拔除 CVP，以免管路滑脱或引发感染，造成额外伤害。

[案例2]

护理人员治疗时，发现患者右颈 CVP 完全滑脱至床上，询问患者 CVP 为何会滑脱，患者表示因皮肤痒，有抓颈部皮肤的习惯。因此，可能误拔 CVP。告知医师后，医师表示现患者无点滴使用，不予重置 CVP。伤口外观无红肿及流血情况，目前以纱布覆盖伤口。

中国台湾地区 2007 年通报的 2 466 件管路事件中，有 265 件（10.7％）为 CVP 脱落（含自拔、意外滑脱及其他），在自拔 CVP 的 156 件案例中，有 51 件（32.7％）须重新插管（图 3-6）。

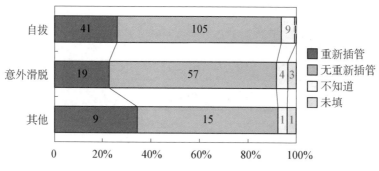

图 3-6　CVP 脱落方式与是否重新插管之交叉分析

临床上，因病情或治疗需要而 CVP 插管，待病情缓解之后，可能会采用 CVP 当作一般静脉输液管路使用。但 CVP 可能造成全身性的感染，增加治疗难度。

根据某大型医院的统计，2011—2016 年各加护病房（包括中心 ICU 及各专科监护室）中心导管相关血流感染加权平均值为 3.16％～7.64％。医疗机构与医疗人员均应正视此重要议题，及早拔除不必要管路。

CVP 感染的危险因素评估包括以下。①延长 CVP 使用时间：为最重要因素之一；②病情严重度（APACHE Ⅱ score）；③紧急状况下置入 CVP；④患者卫生状况不好；⑤医护人员洗手未确实；⑥置入 CVP 未遵守无菌标准作业。

美国健康照护促进组织针对 CVP 管理提示的 4 项重点如下：①建议护理人员使用 CVP 查检表，于每次置放 CVP 时，确认所有步骤均按标准作业执行。此查检表需将置放前、中、后标准流程列入，确保作业的安全性。护理人员应利用查检表，于置放 CVP 前，监督所有准备工作，必要时暂停 CVP 的置放。②每日医师团队查房或护理人员交班时，应将评估拔除 CVP 的必要性列入常规。③每日治疗计划中，将拔除 CVP 评估列入重点。④记录 CVP 放置的日期及时间，以利医护人员进行拔除 CVP 的评估。

（3）避免管路连接错误：除了以上两种常见的管路相关不良事件，管路连接错误虽然已罕有发生，但仍然不可忽视。危重症患者周围监护仪的电极和线缆等增加了输注线路混乱的风险。美国急救医学研究所健康技术评估与安全事务部副主席 Keller 把输液管道、导管、线缆等相互交织称为"意大利面条综合征（spaghetti syndrome）"，"这种多管线现象会让静脉输注管路的梳理更为困难"。

医疗安全不良事件报道中，一位年龄较大的患者体内被输入了过量的肝素，因为医护人员将装有肝素和盐水的输注管路弄混了。该患者疑因心脏病突发而接受静脉输注肝素的高风险治疗方案。当患者转到病房后，护士发现装肝素的袋子已经快空了。检查输液泵发现泵入的速度是盐水输入的速度，管路接混了！以输盐水的速度输了肝素 4 小时，体内输入了 7 倍于常规剂量的肝素。随后，他被转入 ICU 接受肝素过量的治疗。

笔者曾遇到一个案例，护士将肠内营养通过深静脉导管输注进入了一名重症监护室的术后患者体内，导致了患者死亡。

针对静脉管路混乱问题，美国急救医学研究所给出了以下建议：

1）在连接输液管路前，要理清它连的到底是什么药，这样做就可以保证连上正确的管路。当患者转到另一个新的治疗环境时，也要重新进行检查。

2）制定一个规则，将不同输液管、导管与线缆分别放置在患者左、右两侧。始终将管路放在正确的位置会使医护人员在连接输注管路时容易些。

3）在管路上贴上药物标签和输注液体标签。

4）不要强行连接管路。如果一个输注管路连接太难，那就不要连接了，另行通路。

中国医院协会患者安全目标（2019 版）也将管路安全作为重要的安全目标：①建立管路安全的管理制度和风险评估流程。②建立管路事件的监测流程，及时处置管路事件，减少对患者的伤害。③建立管路事件的报告流程并鼓励主动上报，对管路事件的发生原因及时进行分析和改进，有效减少管路事件的发生。④落实非计划拔管风险防范措施，建立相应防范和处置预案，并进行有效演练。⑤加强对医务人员管路安全的培训，鼓励和教育患者及家属主动参与管路安全管理。

3.2.6 关注四大义务，不必"谈并发症色变"

临床工作中，并发症总是个让人头大的问题，没有人认为并发症的出现是某些患者不能逃脱的宿命，当然，也没有人愿意承受因为并发症产生的医疗争议事件所带来的麻烦。

无论从医学角度还是法律角度来说，并发症都是较为复杂的问题。在众多医疗争议事件中，临床医师经常以损害后果系并发症为由进行抗辩，由此，以下两个问题值得探讨：①并发症是否属于医疗机构当然免责的情形；②若不属于，在什么情况下并发症才属于医疗机构可以免责的情形。

从法条的文字表述上看，1987年出台的《医疗事故处理办法》规定："难以避免的并发症"不属于医疗事故。也就是说，难以避免的并发症当然可以排除出医疗事故的范畴。然而，2002年出台的《医疗事故处理条例》和2010年出台的《侵权责任法》未再将"难以避免的并发症"列入可以免责的范畴，说明对于并发症，医疗机构并没有当然免责的权利。也就是从法律上来讲，"难以避免的并发症"已不再是免责的"尚方宝剑"。

那么问题来了，在什么情况下发生并发症，医疗机构可以免责呢？根据法律，医疗机构免责的主要依据是医务人员是否履行了风险预见义务、风险告知义务、风险回避义务及积极救治义务（图3-7）。即对于并发症的发生，有没有做到以下4点：①是否已经预见；②是否履行了相应的告知义务；③是否采取积极有效的措施避免并发症的发生；④在发生之后，是否采取了积极有效的治疗措施，最大限度减少并发症的损害后果。

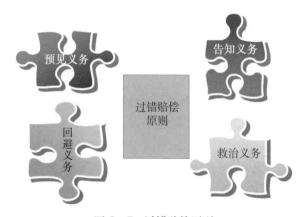

图3-7 过错赔偿原则

当然，对于现有科学技术条件下不能预见、不能避免、不能治疗的并发症，只要医疗机构在并发症发生时履行了相应的积极救治义务，则医疗机构可以不承担法律责任。

（1）预见义务：并发症一般具有可预见性，因此，医务人员有义务根据自己的专业知识、经验等，对可能因诊疗引起的并发症进行分析、判断，从而预见引起并发症的机制和因素、并发症发生的概率、并发症可能引发的后果。通过对并发症的预见，为日后治疗风险防范作出基础性工作。

下面分享一个典型案例：

诊疗经过：一中年男性患者因"食管中段癌"入院治疗，完善相关检查后，行"经左胸切口食管癌根治术、胃食管主动脉弓下吻合术"，术后发生左侧膈疝，遂再次行开胸探查术及左侧膈肌修补术，术后对症支持治疗后出院。

争议焦点：家属认为左侧膈疝形成系医院外科手术造成。科室认为左侧膈疝为不可避免的并发症，与患者本身疾病及目前医疗技术发展水平等因素有关，并非医疗行为的过错造成。

处理结果（司法鉴定及判决）：患者诊断及手术指征明确；术中操作规范；术后并发症救治及时。

医方术前未能预见膈疝发生的风险并告知；在术前小结、讨论中，记录非常简单，也没有对手术可能造成膈疝及防范、应对的措施进行分析、讨论。不能证明医方已经尽到谨慎的注意义务。

判决结果：医方分担患方二次膈疝手术治疗的部分费用（30%）。

临床医师可能觉得很冤枉，这些并发症我怎么能预见、又怎么能避免？但是，想得周全一点总归没有坏处，因为想不周全，法律上就会吃亏。从另外一个角度来讲，预见并发症发生的能力不也是在临床上成长了的重要体现吗？

（2）告知义务：即是否对患者及家属充分履行知情同意义务，关于知情同意的内容已经在 2.5.4 "知情同意：不仅仅是一个签名"中进行过论述。

（3）回避义务：在一定诊疗环境下，医务人员加以充分的注意并采取积极有效的防范措施，并发症在一定程度上是可以避免的，或者可以降低并发症的损害，即并发症的回避义务。回避义务是注意义务的一种特殊形式，它是判断诸如手术并发症和药物不良事件引起医疗争议诉讼的重要原则。

简言之，回避义务的本质就是"是否回避"，从《侵权责任法》角度考虑，主要有以下几个注意要点：①对可能造成并发症的因素是否已充分掌握（是否完善了相关的检查）；②对已掌握的相关因素是否已深入分析（是否进行风险评估）；③分析后是否采取有效干预（是否采取有效措施避免其发生）。

典型案例分享：

诊疗经过：一中年男性患者因"原发性肝癌"入院，行"右肝癌切除术、胆囊切除术"，术后 2 天患者出现腹胀，遂予以局麻下行腹腔穿刺置管引流术，术后次日患者出现呼吸急促、心率低、血氧饱和度低等症状，予以对症处理，患者病情逐渐加重、出现意识障碍、烦躁、无法对答等肝性脑病症状，经救治无效死亡。

争议焦点：家属认为术前评估不充分是导致患者死亡的原因。

处理结果（司法鉴定及判决）：①患者术前胸部 CT 扫描提示左肺局部支

气管扩张伴感染,未进行相应治疗及术前评估;在肺部情况尚不明确时行手术治疗,手术时机把握欠严谨;②术前在患者乙肝两对半、乙肝病毒定量等指标异常情况下,科室一直未复查肝功能,在不了解肝功能情况下行手术,术后肝功能急速下降,并发肺部感染,手术指征不甚明确,手术时机欠妥当;③术后患者出现肝功能衰竭、肺部感染后,未及时请相关科室会诊协助处理。

判决结果:上述过错为导致患者死亡的主要因素,一审、二审判决医院赔偿 42.2 万元。

(4)救治义务:救治义务本来就是每一位医务工作者的应有之义,为何还要将其作为法律上注意的一项重点?这是因为法律强调的"救治义务"更加注重医务人员是否采取积极有效的防范措施,以最大限度地减少并发症的损害后果。

典型案例分享:

诊疗经过:一老年男性患者因"膀胱癌"入院行"根治性膀胱全切+回肠膀胱术+盆腔淋巴结清扫术"。术后当晚 20:00 左右出现血压降低(81/51 mmHg)、心率加快(120 次/分),值班医师嘱加快输液速度;凌晨 1:00,患者出现大汗、恶心、心慌、无尿,值班医师使用多巴胺等升压药治疗,凌晨 3:00,患者出现呼吸、心跳停止,值班医师此时报告住院总医师,虽经多方努力,最终抢救无效死亡。

争议焦点:医方对患者术后出现的系列症状重视不够、处理不当,造成患者死亡。

处理结果(司法鉴定及判决):患者术后出现血压下降、心率加快症状,直至出现大汗、恶心、心慌、无尿等休克早期症状表现时,医方判断错误,未能及时识别为休克早期表现,单使用升压药而未及时扩容,患者各组织器官长时间处于低灌注状态,致逐步衰竭、死亡。

判决结果:医方在患方术后出现病情恶化时处置不当,一审、二审判决医方赔偿 30 万元。

救治义务的本质是并发症发生后,病情突然变化时,医务人员是否采取积极有效的防范措施,以最大限度地减轻并发症的损害后果,即是否针对并发症及病情变化采取正确有效的救治。

本例争议事件对医疗质量管理者的触动很大,外科医师对于休克的早期识别与处理在理论和技能上都亟待提高,这也是医院各种培训、继续教育应该关注的重点。

此外，很多外科医师喜欢将"手术很成功啊"挂在嘴边，可是手术成功不等于治疗成功。围手术期病情观察不细致、处理不到位，手术做得再漂亮，结果不也是失败吗？

3.2.7　培训、培训、再培训

优秀的临床医师大概都是学习的高手。一来知名的医学类高等院校高考分数线很高，二来从住院医师成长到专家教授，面对不断更新的医学知识和临床技术，必须不断学习、善于学习。所以，如果能将医疗质量和患者安全以专业、系统的方法对这样的学习高手进行培训，其结果恐怕要比管理部门进行简单的说教好上百倍。然而，培训什么、怎样培训也是有讲究的，如若全是灌输一些制度要求，我敢保证这些骄傲的临床医师们听不了几分钟就会拍屁股走人。若要想方设法增加培训内容的深度和创新性，又对管理者本身提出了更高的要求。

比如，我们一再强调制度的重要性，我们不断重复着这样一个概念：医疗中的每一个制度都是前人用惨痛的教训换来的。但仅仅知道这点还不足以让每一名医务人员都能熟悉、理解并充分遵守制度。如果用"瑞士奶酪模型"来告诉临床医师，制度是怎样帮助大家降低医疗错误发生的风险，而非行政部门用来增加大家的工作负担，大家的接受程度可能更高。如果我们能够从理论的高度向大家讲明白为什么要强化死亡病例讨论、为什么要重视危急值、为什么要迎接三级综合医院评审等，绝对事半功倍。

除了理论，医疗质量和患者安全培训还需要一些生动的案例。这就是教学上所谓的"情景教学法"。如果这些生动的案例来自本院同事，那就更加具有震撼力了。基于此，笔者医院定期举行医疗安全分析会，每季度一次、每半年一次、一年一次，在会上向全院医务人员讲评医疗质量和患者安全的阶段数据，更重要的是，分析这个阶段里发生的医疗安全不良事件、医疗投诉及医疗纠纷所蕴藏的质量问题。知识分子最在乎的是面子，如果在全院大会上被"亮相"，其警示作用应该远大于经济处罚。

2016 年，一次全院医疗质量专题周会上，我第一次引用"黑天鹅"与"灰犀牛"的概念向全院讲评医院目前在医疗质量和患者安全上存在的风险和挑战。坐在台下的科室主任和专家教授们非常认同。会后，肾内科主任邀请我在他们即将举办的医学年会上进行分享，这也让我更加坚信，管理者与临床医务人员并不是对立的，患者安全是大家共同的目标，只是简单的说教和粗暴的经济处罚会让人反感罢了。

当然，让大家意识到身边存在的"黑天鹅"与"灰犀牛"并提高警惕仍不足够，管理者需要思考问题解决之道。如果说突发心血管事件是让人最头疼的"黑天鹅"，那么我们应该怎样应对？除了完善院内应急通道，提高突发心血管事件的预警水平之外，通过培训提高处置水平仍是关键。2012 年开始，所有科室的住院总医师任职前必须经过基础生命支持（basic life support，BLS）培训。此外，临床主干学科住院总医师还必须通过高级心血管生命支持（advanced cardiovascular life support，ACLS）的培训课程后才能上岗。

再比如，在第 2 章中我们已经分析了医疗争议事件中存在的诸多"灰犀牛"，比如容量管理不到位、重症感染的抗感染方案策略制定不科学、气管插管与拔管指征的评估存在问题等。从 2014 年开始，我们每年举办危重症培训班，邀请院内该领域的专家对全院医师进行培训（表 3 - 6），以期改进这些问题。

表 3-6　危重症培训班课表

序号	授课科室	授 课 内 容	授课时间	地点
1	ICU	危重患者血流动力学监测与治疗	5 月 5 日 19:30	国际学术厅
2	医疗科	危重患者管理相关规章制度	5 月 19 日 19:30	国际学术厅
3	肾科	危重患者肾功能管理与血液净化	5 月 19 日 20:30	国际学术厅
4	药剂科	危重患者抗感染方案制定与合理用药	6 月 2 日 19:30	国际学术厅
5	神经内科	意识障碍病因分析与治疗	6 月 16 日 19:30	国际学术厅
6	ICU	气管插管与呼吸机合理使用	6 月 30 日 19:30	国际学术厅
7	呼吸科	危重患者呼吸道与肺功能管理	7 月 14 日 19:30	国际学术厅
8	心内科	心律失常的诊治原则	7 月 28 日 19:30	国际学术厅
9	呼吸科	血气分析与电解质管理	8 月 11 日 19:30	国际学术厅
10	内分泌科	危重患者血糖控制与管理	8 月 25 日 19:30	国际学术厅

　　至于培训效果，没有精确的数据可以表明，但曾经发生的一个真实事件却让我为之一振：一乳腺外科术后患者起床上厕所发生肺栓塞，当班住院总医师按照高级心血管生命支持的步骤井井有条地组织抢救，事后给我打电话对医院组织高级心血管生命支持培训表示感谢。我说："这有什么好感谢的"，她说："这是我第二次碰见患者发生突发心血管事件，第一次，我手足无措，整个抢救过程乱成一锅粥，而现在，虽说不敢保证患者能够抢救生还，但是我知道了工作的步骤，家属也对我们更加信任。"听完，作为管理者，心里还真是暖暖的。

黑天鹅与灰犀牛

3.3 创新方法手段：让管理更加敏感

3.3.1 患者安全，人人参与——患者安全策略中的患者观点

患者安全活动发展至今，最杰出的举措之一就是推动"患者参与患者安全"（patients for patient safety，PFPS）策略，也被称为"患者如何预防医疗错误"运动。

2004 年，WHO 在世界患者安全联盟成立时，就提出了"全球患者安全挑战、患者参与、患者安全规范用语、患者安全研究、减少医疗风险的解决方案、改善患者安全的报告与学习系统"六大优先解决项目，正式启动了"患者参与患者安全"项目。2005 年 11 月，WHO 在伦敦召开了第一次"患者参与患者安全"研讨会，来自 20 个国家的 24 名患者也参加了会议。随后成立了"患者参与患者安全工作网"，发布了"伦敦宣言（2006）"。宣言强调患者与医务工作者一起结为伙伴，共同努力，防止本可以避免的伤害。2006 年，美国医院评审联合委员会第一次将"鼓励患者及家属主动参与患者诊治照护过程"作为一项患者安全策略纳入目标。中国医院协会将"鼓励患者参与医疗安全"纳入 2008 年中国患者安全目标，以后每一次目标更新，患者参与医疗安全都是重要组成部分。

> **附 "患者参与患者安全"伦敦宣言（2006）**
>
> 我们，患者为患者安全，希望实现一个没有因医疗过失而受害的世界，我们作为合作伙伴，保护人们不受卫生保健中本可避免的伤害。风险与不确定性始终相伴。因此，我们走到一起进行对话，与医护人员一起参加卫生保健。我们将通力合作，倡导在发展中国家和发达国家消除卫生保健工作发生的伤害。
>
> 我们致力于人到人，从城市到城市，从国家到国家传播这一信息。人们有获得安全卫

生保健的权利，我们不能听任目前医疗过失和否认过失的风气继续下去。我们倡导诚实、开放和透明。我们将使减少医疗过失成为一项基本人权，保护全世界的生命。我们，患者为患者安全，将成为所有人，尤其是目前那些缺乏关注的患者的代言人。我们将作为伙伴，共同努力：制定和促进患者安全和患者维权规划；发展和推动与所有关心患者安全的伙伴的建设性对话；建设世界范围的卫生保健伤害报告和处理制度；确定处理各类卫生保健伤害的最佳方法，并在全世界倡导此类方法。

为告慰死者，伤残者，我们至亲至爱的每个人和即将出生的孩子，我们追求卓越，让接受卫生保健的人们尽可能安全，这就是我们合作的誓言……

从患者安全运动中得到的证据表明，患者既愿意也有能力参与各种患者安全组织推荐的行动。例如，询问问题、提供信息，以及在安全受到损害时进行报告，但是患者对于医疗服务提供者提供的安全策略的内容却了解很少。此外，尽管研究领域不断发展，但患者的观点却并未得到充分报道。

（1）"患者安全"并未被患者广泛知晓。鼓励患者参加患者安全活动，必须建立在他们对"患者安全"这个词语有所认识和了解的基础上。2008 年，中国医院协会把"鼓励患者参与医疗安全"纳入年度患者安全目标。至今，普通大众对"患者安全"这个词语仍然很陌生，即便在发达国家同样如此。2017年，美国学者在纽约州做过的调查研究显示，患者对"患者安全"概念的熟悉程度仍然不高。在他们对 13 名肿瘤患者的跟踪调查研究中，只有 3 位参与者表示他们听说过"患者安全"。在单独采访时，"安全"被简单地描述成"为了防止伤害"或者"没有受伤"。若将"患者"一词和"安全"一词结合在一起，他们的反应则比较犹豫，几位参与者以"我想意思是……"开始了他们的解释，然后将患者讨论的人称从"自己"变成了第三人称，如"没有受伤的患者"。

尽管所有参与者都迅速表示能意识到特定安全问题（主要是跌倒和感染），但他们大多举各种各样的例子来证明他们意识到患者安全是自己的安全性。在某些情况下，参与者将他们的意识描述为直觉。例如，关注警示以避免绊倒。在其他情况下，参与者描述了直接进行安全问题沟通是如何促进或增强他们的意识的。例如，护士对参与者进行手部卫生教育。医疗错误被认为是人或系统的故障，在住院期间承认这些错误被视作患者与其医疗服务提供者之间必要的内在信任背道而驰。总体而言，参与者表示，预防医疗错误是医务人员和医院管理人员而非患者要解决的问题。

（2）安全是共同的责任：尽管患者参与患者安全中体现了安全是医疗服务提供者和患者共同的责任的概念，但并不意味着双方承担同等的责任。医疗服务提供者被视作使患者免受伤害的主要责任者，不应依靠患者来保护他们自己的安全。患者在医院期间不必为了安全做任何事情。在理想的世界中，无论如何，他们都应该拥有最佳的医护标准。在理想的世界中，最终结果应该相同。

保护患者免受伤害是医疗服务提供者天然的责任。因此，患者对医疗服务提供者有充分的信任，他们也认为医疗服务提供者有责任辨别他们所掌握的有关患者的信息，无论其来源如何、是否有安全隐患。如果他们认为信息可取，则该提供者应采取相应的行动。相反，医疗服务提供者不行动则表明不存在安全隐患。患者大多数的状态是这样的：我只想说些我想说的话，他（医师）可以决定是否重要。

（3）参与安全是一项权利：患者采取行动确保其安全是一项权利。支持该权利的两个必要条件是：医疗服务提供者对安全性进行公开交流（邀请交流）；针对患者不断变化的参与水平，医疗服务提供者的灵活性（参与是动态的）。医疗服务提供者要对患者及家属提出的问题和信息持开放态度，以鼓励交流。许多情况下，患者并没有意愿或者技巧与医务人员交流安全信息，他们并不想花太多时间，因为这可能会使医务人员从他们需要做的事情中分心。即"担心成为负担"这个想法压倒了他们参与治疗的意愿。在某种程度上，如果医疗服务提供者通过言语和非言语提示邀请患者参与安全性活动，患者将更有可能参与其中。

此外，患者参与患者安全是动态的，因为在患者住院期间，其参与安全性的能力和意愿会发生改变。患者在某一时刻不想了解某一信息，并不一定意味着医务人员在随后的互动中就不提供该信息了。

综上，了解患者如何认知患者安全，他们期望在自身安全方面起到什么作用，以及期望医务人员如何改善这种参与，对于提高患者参与水平是十分重要的。

然而，"患者安全"一词未能引起患者的共鸣，很少有患者听说过该术语。正因如此，在2019年召开的第72届世界卫生大会上，194个国家共同确定将9月17日命名为"世界患者安全日"（图3-8～3-11）。每年的这一天，WHO将聚焦患者安全，旨在提高公众的认知和参与，促进全球的沟通理解，并加强各国间团结与合作。

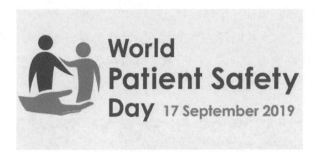

图 3-8 "患者安全日"公布

1）如果您是一名患者或照顾者：①请积极参与您的诊疗过程；②鼓励提出问题，医疗安全始于良好的沟通；③一定要提供您的既往精准的健康信息。

153

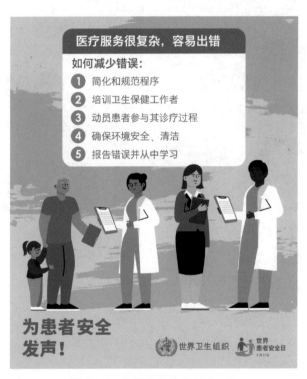

图 3-9 为患者安全发声（一）

2）如果您是一名医务人员或医疗机构领导者：①请鼓励患者参与他们的诊疗过程；②为患者安全而共同努力；③确保持续的专业发展，以提高您在患者安全方面的技能和知识；④在医疗机构中创建公开透明的患者安全文化；

⑤鼓励免责的（不良事件）报告，并从错误中吸取教训。

3）如果您是政策制定者：①加大在患者安全方面的投入，实际上可以节省财政开支；②在患者安全方面的投入，可以挽救生命，建立医患信任；③将患者安全作为国家卫生工作的重点。

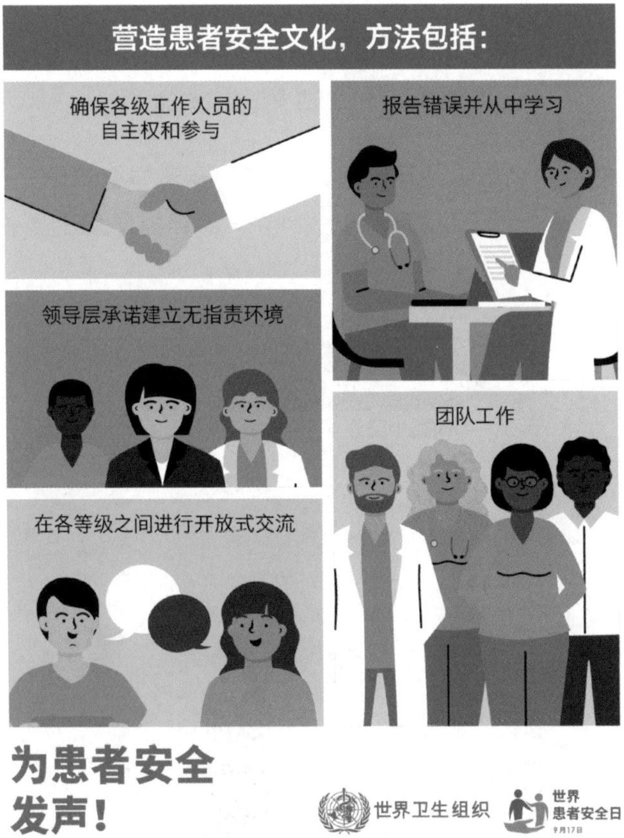

图 3‐10 为患者安全发声（二）

4）如果您是一名研究人员、学生、学术或专业机构人员：①您研究的重点是：找到可以提高患者安全的证据；②鼓励开展患者安全方面的研究；③将患者安全纳入教育课程。

5）如果您是专业协会、国际组织或基金会：①促进患者安全，实现全民健康覆盖；②为患者安全提供学习和发展的机会。

6）如果您是一名公共健康倡导者或来自患者组织：①鼓励患者为自己的安全照护发声；②倡导将卫生保健安全作为一项必要条件。

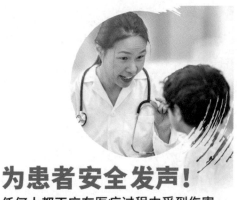

图 3-11　为患者安全发声（三）

3.3.2　患者安全事件预警

高温预警、台风预警、海啸预警……随着科技的进步，人类逐渐增强了感知环境、避免损害的能力。2019 年 6 月 17 日，四川宜宾发生 6 级地震，成都提前 61 秒收到预警，180 个学校、110 个社区进行了疏散，与此同时，成都高新减灾研究所还通过手机短信、电视等途径向社区居民发布预警信息，实现多途径、广覆盖的地震预警服务。虽然地震预警不是地震预测或预报，但根据纵波和横波之间的时间差，通过和地震波"赛跑"，赢取了提前疏散的时间（图 3-12）。

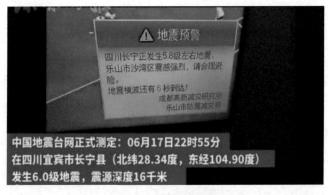

图 3-12　地震预警

既然海啸、台风、甚至连地震都可以预警，那么面对一只只不期而遇的医疗"黑天鹅"，能不能提前捕捉？能不能利用当下"时髦"的大数据、云计算等对患者安全事件进行预警呢？

（1）必要的患者安全预警："黑天鹅"的发生虽然突然，但也并非无迹可寻。曾有研究表明，那些没有经过心肺复苏就死亡的住院患者中，约一半的患者在死亡前的 24 小时内具有可逆的生命体征异常；80％的院内心脏骤停患者在发生事件前 8 小时内已经出现了严重的生命体征异常。

2006 年，英国复苏委员会（Resuscitation Council）强调早期发现异常的生理指标对患者的安全和结局至关重要，但生理指标恶化进展缓慢，经常被医护人员忽视。

发表于《重症医学杂志》（*Intensive Care Med*）的一篇文章前瞻性研究了 551 例从不同科室转入 ICU 患者的情况，研究结果表明普通病房转入 ICU 患者的死亡率高于从急诊室、手术室转入 ICU 的患者，而转入 ICU 前经历病情突变的比例在普通病房中也更高。发生的病情突变主要为低血压（$n=199$）、心动过速（$n=73$）、呼吸急促（$n=64$）、意识水平突然改变（$n=42$）（表 3-7）。

表 3-7　551 例从不同科室转入 ICU 的患者情况分析

科室	例数（n）	APACHE II 评分（分）	死亡率（%）	转入 ICU 前 8 小时病情突变发生率（%）
普通病房	90	21	47.6	72
手术室	239	15	19.3	64.4
急诊	222	19	31.5	61.8

不管从哪个医疗单元转入 ICU，都有超过 60％的患者在转入前 8 小时发生了生命体征的突然改变，能否及时、准确地识别这些改变，会对患者的治疗结局产生重要影响。但是，仅仅依靠医务人员往往力不从心，因为他们不可能时刻都在床边，也不可能单凭肉眼就能判断。

此外，我国年手术人次超过 5000 万，平均危重不良事件率达到 2％。缺乏对危重不良事件早期诊断和追踪预警的关键技术，是患者围手术期并发症和死亡率较高的重要原因。目前，围手术期监护在简单的"先兆评分"危重事件预警体系下面，经常难以及时捕捉危重不良事件先兆，导致危重不良事件一旦发生即病情较重或为病程晚期，处理难度较大，干预效果有限，导致国内围手术期各种危重不良事件发生率高至 12％［《中国卫生统计年鉴》（2018）］。

因此，制定规则、建立模型、采集相关数据来及时识别和准确评估患者病情变化，就显得十分必要。

（2）EWS、MEWS 和 NEWS：最早开展患者安全预警研究的是英国，于 20 世纪 90 年代开始建立医院早期预警系统（early warning scoring system，EWS），也称"追踪与触发系统"（physiological track and trigger warning systems，TTS）。所谓"追踪"是指追踪患者的生命体征和健康状态，若评估发生变化，则"触发"必要的干预举措，纳入的指标主要为关键生命体征（如血压、脉搏、呼吸、心跳、血氧饱和度等）（表 3-8）。

表 3-8　EWS 早期预警评分

指　标	3分	2分	1分	0分	1分	2分	3分
脉搏（次/分）	—	<40	41~50	51~100	101~110	111~130	>130
收缩压（mmHg）	<70	71~80	81~100	101~199	—	>200	—
呼吸频率（次/分）	—	<8	—	9~14	15~20	21~29	>30
体温（℃）	—	<35	35.1~36.5	36.6~37.4	>37.5	—	—
意识	—	—	—	警觉	对声音有反应	对疼痛有反应	无反应

注：1 mmHg=0.133 kPa。

随着 EWS 的广泛应用，EWS 的部分参数也被改良以更加贴近临床数据采集，在此基础上形成了改良早期预警评分（modified early warning score，MEWS），在 EWS 基础上增加了尿量、外周血氧饱和度、疼痛评分等生理参数（表 3-9）。

表 3-9　MEWS 早期预警评分

指　标	3分	2分	1分	0分	1分	2分	3分
脉搏（次/分）	<40	—	41~50	51~100	101~110	111~129	>130
收缩压（mmHg）	<70	71~80	81~100	101~180	181~200	201~220	>220
呼吸频率（次/分）	<8	—	—	8~20	21~30	—	>30
体温/℃	<34	34.0~35.0	—	35.1~37.5	37.6~38.5	38.6~40.0	>40
意识	模糊/烦躁	—	—	警觉	对声音有反应	对疼痛有反应	无反应

续　表

指　标	3分	2分	1分	0分	1分	2分	3分
血氧饱和度（氧气充足）	<90%	91%～93%	—	94%～100%	—	—	—
尿量		<30 ml/h	—	—	—	—	—

　　MEWS 早期预警评分结果是医护人员医疗决策的重要参考依据，护理人员可以根据 EWS 得分确定对患者的观察间隔，以及判断是否需要通知医师快速响应和干预。得分越高表明患者的病情越严重，若高于"警戒值"即达到"触发"水平，护士可以根据专门制定的预警处理流程进行相应的处理。随着 EWS 应用的全球化及众多学者的不断改良，2001 年，英国健康管理部门认可其作为病房护士的有效助手。2006 年，美国健康促进协会（Institute Health Improvement）提倡医疗机构使用早期预警评分系统来保护患者的安全（图 3-13、表 3-10）。

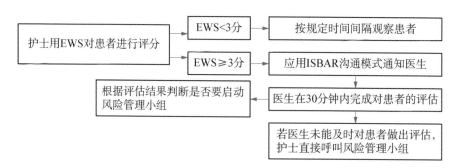

图 3-13　以 MEWS 评分为基础的处理流程

　　注：　ISBAR 沟通模式如下。Ⅰ（身份），你是谁及工作场所；床号、姓名、年龄、性别、病区等相关信息；S（现况），呼叫医师的目的及原因；患者的现况、问题、主诉；B（背景），简单介绍患者病史（现病史、既往病史）；诊断及相关信息（如化验检查结果、最近治疗方案）；A（评估），评估结果是什么?近期生命体征、血氧饱和度、疼痛、神志；R（建议），有什么建议。

表 3-10　以 MEWS 评分为基础的护理观察间隔

EWS 分值	观察间隔	EWS 分值	观察间隔
0～1	6 或 12 小时	7～8	1 小时
2	6 小时	≥9	30 分钟
3～6	4 小时		

注：0～1 分推荐的评分间隔为 6 小时，如果连续 2 个 6 小时得分都在 0～1 分之间，则评分时间可以间隔 12 小时。

　　基于 EWS 和 MEWS 在患者安全预警方面的探索和收益，英国逐渐将患者早期预警评分作为全国行动来推进。2012 年，英国皇家医师学院（Royal College of Physicians， RCP）在前期研究的基础上，发布了全国早期预警评分系统（National Early Warning Score，NEWS），这一以早期发现、应对及时性和医护临床能力为三大基石的预警系统，在英国、欧洲以及全世界都逐渐被采用（图 3‑14）。

指标	分数						
	3	2	1	0	1	2	3
呼吸频率(次/分)	≤8		9~11	12~20		21~24	≥25
氧饱和度1[(1)](%)	≤91	92~93	94~95	≥96			
氧饱和度2[(2)](%)	≤83	84~85	86~87	88~92(吸氧)≥93(未吸氧)	93~94(吸氧)	95~96(吸氧)	≥97(吸氧)
是否吸氧		是		否			
收缩压(mmHg)	≤90	91~100	101~110	111~219			≥220
脉搏(次/分)	≤40		41~50	51~90	91~110	111~130	≥131
意识状态				警觉			CVPU[(3)]
体温(℃)	≤35.0		35.1~36.0	36.1~38.0	38.1~39.0	≥39.1	

图 3‑14　NEWS 早期预警评分

　　注：（1）氧饱和度 1，适用于"氧饱和度 2"之外的所有患者；（2）氧饱和度 2，适用于目标氧饱和度需维持在 80%～92% 的人群（如 2 型呼吸衰竭的患者）；（3） CVPU， C（confusion），慌张； V（voice），对声音有反应； P（pain），对疼痛有反应； U（unresponsive），无反应。

　　从大数据研究来看，NEWS 评分与患者 24 小时内心血管事件、24 小时内非预期转入 ICU 事件、24 小时内死亡事件都显著正相关（图 3‑15）。

　　在 NEWS 评分基础上，RCP 还制定了行动规则，对于不同评分结果的患者，应该触发相对应的医疗决策（表 3‑11）。

　　（3） 患者安全预警的未来趋势：虽然 EWS 预警系统可在床边快速获取相关参数，数分钟内就可以完成对患者的评分和病情评估，但是该系统仅纳入生命体征数据，未纳入一些关键的实验室生化指标或影像数据，算法过于单一，导致其灵敏度和特异度还不够理想。因此，未来预警系统必须朝着更加精确、智能的方向发展。

黑
天
鹅
与
灰
犀
牛

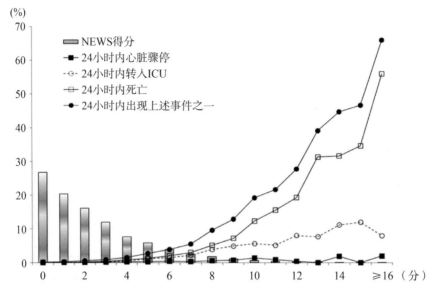

图 3 - 15　NEWS 评分与对应危重事件的相关性（35 585 名患者，198 755 个关键生命体征）

160

表 3 - 11　NEWS 触发阈值与医疗决策

NEWS 得分	临床风险	响　应
总分 0 ~ 4	低	基于病房的响应
任何单一参数的得分为 3 分	低-中	基于病房的紧急响应[1]
总分 5 ~ 6	中	紧急响应的关键阈值[1]
总分 7 或以上	高	紧急响应[2]

注：（1）由具有临床能力的临床医师或团队做出的响应，这些人员应具有评估和治疗危重症患者的能力，并能判断何时应将护理升级为重症护理小组；（2）响应团队还必须包括具有关键护理技能的人员，包括气道管理。

1）预警指标需要更加全面：患者发生严重的安全事件前，实验室指标的改变往往早于生命体征的改变，然而，实验室指标对临床医务人员而言是庞大而繁杂的，他们会关心其中的某些关键指标而非全部指标。并且这些实验室指标由于缺乏大数据计算模型，因此也无法确定哪些指标的变化或者变化趋势能预警事件发生。美国于近几年开始加强这一领域的研究，纳入建立 TTS 的指标不仅包括关键生命指标，还包括实验室指标（血钾、血钠、血糖、转氨酶、尿肌酐、血乳酸等），以及部分关键护理指标（压疮评分、跌倒评分、意识状态评分等）。通过数据回顾性分析，表明 TTS 系统的特异度和敏感度都高于

EWS，但是尚缺乏前瞻性队列运用的实证效果。

2）预警需要更加智能和特异：早期预警得分较高的患者遭遇重症事件的概率将大幅提高，但最可能发生的是什么不良事件？脓毒症、肺栓塞或是脑血管意外？因为不同事件的提前干预不同，所以预测模型的特异性还需要加强。有研究报道，30％的心血管危重事件发生前24小时就有监护体征数据异常。有学者将数据挖掘技术应用于监护数据，建立了一个早期预警系统应用于住院患者，ICU预警敏感度为0.4172，特异度为0.950。也有研究通过 Visensia 软件分析床旁数据的5个生命体征，指标恶化可以预警心跳、呼吸骤停。通过患者临床恶化的早期征象的预警系统评分，可对48小时内需使用血管加压药、心衰和心脏骤停等心血管事件进行预警。再如，心肌梗死溶栓疗法评分和全球急性冠状动脉事件注册评分可以预测急诊胸痛患者术后心血管不良事件；炎性因子、血脂和血尿酸等可以作为糖尿病患者术后心血管不良事件的评估和预测指标。

另外，由于数据类型不一样，如何自动识别、提取来源于 PACS 系统的数据（影像数据）、LIS 系统的数据（检验数据）及生命体征数据，共同建立预测模型，国内外还未见报道。因此，预警系统需要更加智能以获取患者的所有诊疗数据。

3）预警的目的是解放医务人员，而不是让其更加疲于应付：EWS 建立初期，因为数据采集耗费了护理人员过多的精力，推广效果并不好。为了更精准、清晰地记录 EWS 得分和观察间隔，英国开始探索用信息系统对患者的 EWS 得分进行管理。医务人员通过连接了局域网络的掌上电脑可以快速地进行数据录入和查看，从而更及时、精准地了解患者信息，以便对患者实施相应的干预措施。这样，早期预警评分才不会成为医务人员的负担。

英国 RCP 创建的 NEWS 系统可供全球免费下载学习和使用，但中国内地（大陆）的医务人员知晓的并不多。因此，要做好患者安全预警，除了预警重要性被广泛接受外，一套智能、便捷的信息系统更是必需的，只有这样，医务人员才不会把它当成另一个沉重的负担（图3-16）。

在这一方面，我们看到了国家的努力。科技部 2018 年重点研发计划专门立项支持患者安全预警工作，经过角逐，笔者医院作为牵头单位，获批承担该课题，这也是推动患者安全工作更好地在中国落地的努力探索。

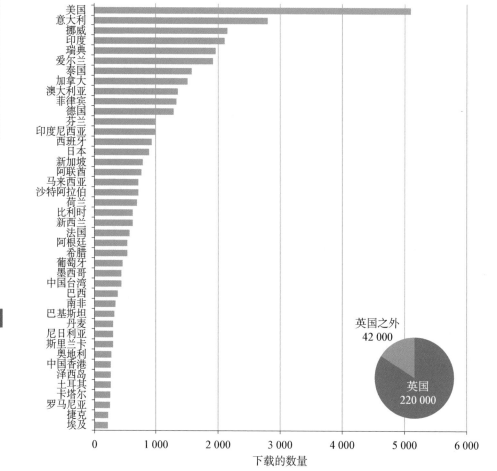

图 3‑16 英国 RCP 创建的 NEWS 系统

指南 3.1.3 基于人工智能的危重监护新型服务模式解决方案

研究内容：面向呼吸机、血氧监测仪、脑电图仪、心电图仪、麻醉机等重症和手术监护大数据开发与应用，研发基于进化算法、认知计算、人工神经网络、机器学习等新一代人工智能技术与信息系统及其新型服务模式解决方案。

考核指标：建立面向各类医疗机构和人群的完整的基于重症和手术监护大数据和云平台的危重事件预测和干预提示的新型云服务模式，其中人工智能云计算算法实现主要重症事件（如窒息、昏厥、呼衰、心衰、死亡等恶性事件）预测报告和干预提示，准确率不低于 90%，假阴性率不高于 0.1%。完成主要重症事件的人工智能筛查诊断算法研发；测试数据需要从至少两家三级甲等医疗机构获取至少连续 3 个月、5 000 例以上的接诊患者临床数据。

3.3.3 司法鉴定模拟——重大疑难纠纷病例讨论专家组长制

2018 年 7 月 31 日，国务院正式发布《医疗纠纷预防和处理条例》，医疗纠纷的定义、预防、处理及法律责任以正式法规的形式予以明确。其中第二十二条阐述了解决医疗纠纷的途径：①双方自愿协商；②申请调解；③申请行政调解；④向人民法院提起诉讼；⑤法律、法规规定的其他途径。

从现实情况来看，尽管有多种解决途径，大多数医疗争议事件的处理方式仍为双方自愿协商或者法院诉讼，只是《侵权责任法》取代《医疗事故处理条例》成为大多数医疗纠纷最常用的法律依据。近年来，随着患者维权意识的提高及自媒体的普及，医疗纠纷呈现出新的特点，主要表现如下。

（1）医疗纠纷体现在更多环节：患者及其家属对医院的投诉已经不仅限于诊疗结果本身了，每一个关键诊疗环节、服务态度、医疗告知都会被放大检视，"没治好"不一定有纠纷，"治好了"也不一定不被投诉。

（2）患者及家属越来越"专业"：近年来，出现医疗争议后，患者及其家属要求封存病历的情况越来越多，封存后，家属大多选择咨询专业人士，协商处理时，关键质疑点抓得越来越准。

（3）死亡赔偿金、残疾赔偿金让人吃不消：《侵权责任法》新增死亡赔偿金，这是以往法院依据《医疗事故处理条例》判决医疗纠纷时所没有的。另外，计算残疾赔偿金时，依据的是居民可支配收入标准而非原来的消费性支出标准，因此总额更大。

（4）司法鉴定结果有时很令人意外：随着《侵权责任法》的实施，各大司法鉴定机构也像雨后春笋般涌现，但是水平却参差不齐，个别案例的鉴定结果也令医疗机构匪夷所思。正因如此，《医疗纠纷预防和处理条例》专门对司法鉴定行为进行规范和约束：医学会、司法鉴定机构出具虚假医疗损害鉴定意见的，由县级以上人民政府卫生、司法行政部门依据职责没收违法所得，并处 5 万元以上 10 万元以下罚款，对该医学会、司法鉴定机构和有关鉴定人员责令暂停 3 个月以上 1 年以下医疗损害鉴定业务，对直接负责的主管人员和其他直接责任人员给予或者责令给予降低岗位等级或者撤职的处分；情节严重的，该医学会、司法鉴定机构和有关鉴定人员 5 年内不得从事医疗损害鉴定业务或者撤销登记，对直接负责的主管人员和其他直接责任人员给予或者责令给予开除处分；构成犯罪的，依法追究刑事责任。

愿意去法院的去法院，不愿意去法院的，双方还得坐下来好好谈谈。怎么谈？患者及家属的诉求是明确的：所受医疗损害是医院造成的，要求医院赔偿。既然如此，医院必须要深入地了解情况才能应对，这也是需要万分谨慎的，赔偿太多，科室及当事人不服；赔得太少，患者及其家属不愿意，医疗行为与损害后果是否有因果关系，责任比例划分等需要公平公正，如何从争议事件中吸取经验教训更值得思考。

为科学妥善处理重大疑难医疗纠纷，落实缺陷管理，促进质量持续改进，保障医疗安全，我们也进行了一些探索和尝试。针对损害后果严重、医患矛盾尖锐、负面影响较大的医疗纠纷，采用"重大疑难纠纷病例讨论专家组长制"，就是在医院内部实施模拟司法鉴定，根据病例涉及临床专业，邀请医院医疗质量委员会专家担任鉴定专家，按以下流程进行模拟鉴定：①讨论会前，纠纷科室应先行组织科内讨论，拿出科室初步分析意见。信访办、质控科也应提前做好疑点分析、病例准备等工作，必要时可提前将有关资料呈送专家，以便充分准备。②病例讨论实施专家组长制，在与会专家中指定一名专业密切相关的权威专家担任讨论组长，主持讨论。③讨论时，科室正（副）主任、当事责任医师及一线医护人员必须到会，介绍病例诊治情况及科室分析意见。必要时，可邀请患方到会陈述争议点。④讨论中，专家应本着实事求是的原则，全面、深入查找和剖析医疗缺陷及不足，而不能仅局限在患方争议点，同时应讨论提出改进医疗质量的意见和建议。⑤讨论结束后，与会专家应对医院是否存在医疗缺陷、缺陷与损害后果间的关系及程度、责任比例划分、责任人等形成明确结论，必要时组织无记名投票表决。⑥专家讨论意见及结论必须形成书面记录，并由组长审核签字。该记录跟随纠纷处理记录等一并归档保存。图3-17为医院模拟司法鉴定时质控专家填写的表决票。

迄今，医院共有近100起疑难纠纷案例通过模拟司法鉴定明确是否存在过错、因果关系界定及责任比例划分，并以此指导纠纷后续处理。超越鉴定结论、"狮子大开口"的病例医院会坚决顶住，若医疗存在问题、确有赔偿责任的，医院也会与患者充分沟通。在这个过程中，患者及家属体会到医院的严肃、认真，科室及当事人也感受到医院处理纠纷的公平、公正。除此之外，通过核心质控专家参与模拟司法鉴定，越来越多的质量缺陷与患者安全管理漏洞被发现。通过处理医疗纠纷，医院也在不断地成长和发展。

患者姓名：　　　　　ID：

一、 专家结论

1. 有过错、直接因果关系：指医疗行为存在过错，损害后果完全由医疗过错行为造成。（100％责任）　　　　　　　　　　　　　　　　□

2. 有过错、主要因素：指医疗行为存在过错，损害后果主要由医疗行为造成，但存在患方自身因素。（80％左右责任）　　　　　　　　　　□

3. 有过错、共同因素：指医疗行为存在过错，损害后果由医疗行为与患方自身或其他因素共同造成，但不能区分双方因素作用的大小。（50％责任）　　　　　　　　　　　　　　　　　　　　　　　　　　□

4. 有过错、次要因素：指医疗行为存在过错，但损害后果由多种因素造成。医疗行为仅起次要作用。（30％左右责任）　　　　　　　　□

5. 有过错、间接或诱发因素：指医疗行为存在过错，但损害后果由患者自身因素造成，医疗行为仅起诱发或促进作用。（10％左右责任）　　　□

6. 有过错、无因果关系：指医疗行为虽存在过错，但与损害后果无因果关系。（无责任）　　　　　　　　　　　　　　　　　　　　　□

7. 无过错：指医疗行为符合医疗卫生管理法律、行政法规、规章和诊疗护理规范、常规。（无责任）　　　　　　　　　　　　　　　　　□

二、 责任科室_____科，责任人_____，责任比例_____
　　　　　_____科，责任人_____，责任比例_____
　　　　　_____科，责任人_____，责任比例_____

三、 建议处理方式

1. 协商解决　□

2. 司法途径　□

专家签字：_____

图 3‑17　重大疑难纠纷病例院内评议专家表决票

3.3.4　让 PDCA 转起来

本书第一章中简要介绍了质量管理的发展历史，PDCA 作为一种管理工具与方法，产生于全面质量管理阶段，而在近些年重新启动的医院等级评审中逐渐被医院管理者熟知并广泛应用。

　　什么是 PDCA，我想不用再过多解释，因为关于质量工具的文章或者著作已经汗牛充栋。搜索迄今发表的在医疗质量管理中应用 PDCA 方法进行改进实践的中文文献已经超过 1 000 篇，PDCA 这个概念已不再冷门，但这并不代表我们都理解了其中的精髓。我概括为"一环扣一环、周而复始、阶梯式上升"。P（plan）计划、D（do）执行、C（check）检查、A（act）处理，4个过程不是运行一次就结束，而是周而复始地进行，一个循环完了，解决一些问题，未解决的问题进入下一个循环，如此阶梯式上升（图 3‑18）。

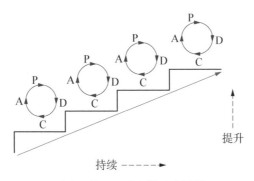

图 3‑18　PDCA 的 4 个过程

　　举个例子，查对制度是医疗核心规章制度之一，是繁忙的医疗工作中防止出现差错的重要制度保证。尽管所有医务人员都知道查对制度的重要性，也不能避免因为查对疏忽所致的医疗安全不良事件的出现。

　　笔者曾经处理过一个医疗安全不良事件：一名年轻女性患者因"红斑风团"来皮肤科就诊，接诊医师误将"异丙嗪"开成了"异丙肾上腺素"（用于支气管哮喘、感染性休克、心脏骤停等），患者取药后到急诊治疗室进行肌注后出现休克，经抢救后恢复。

　　事件发生后，管理部门运用 PDCA 理念进行了改进。首先是分析并找出问题，发现至少三个环节的查对出了问题。第一，患者的诊断为"红斑风团"，但医师开具的处方为依巴斯汀片、盐酸左西替利嗪片、氧化锌洗剂、盐酸异丙肾上腺素注射液，包含了急救药品，医师未将患者诊断和处方用药进行仔细核对；第二，急诊药房药师发放药物时，应仔细核对处方与诊断，却并未对皮肤病患者开具抢救性用药"异丙肾上腺素"提出疑问；第三，急诊护士为患者注射药物时，没有仔细核对治疗单和病历。风险穿过了以上 3

个环节，最终发生了医疗安全事件。找出问题后就是制定改进对策，为此，医院制定了系列改进方案。比如，加强培训，强化如何在繁忙的临床工作中做好查对，优化急诊药房药师排班制度，避免一个急诊药师长时间面对高负荷急诊发药工作等。之后，医院迅速执行了相关要求，PDCA 第一个循环初步完成。

然而，一段时间后又出现了新的事件。一名老年男性患者，因"慢性胃炎"在消化内科门诊就诊，门诊医师开具"理中片"时，误开具成"硫唑嘌呤片"，患者服用后出现造血功能抑制，经超过 1 年治疗，血象才恢复正常。该事件和此前发生的急诊用药错误性质类似，都是处方开具错误，并且没有在后续的环节中被拦截。此时，单纯依靠教育培训和加强人力资源补充，已经很难杜绝问题的发生，必须进入一个新的 PDCA 循环。

深入分析时，我们发现了一个有趣的现象，因为医院门诊处方系统的规则是药品首字母匹配，故门诊医师通过信息系统输入"LZP"时，系统自动弹出"硫唑嘌呤片"与"理中片"，医师很容易点错。第一个案例中，皮肤科医师本来想开具"异丙嗪"，输入首字母"YB"时，信息系统弹出同样包含"异丙"两字的"异丙肾上腺素"，问题发生的模式是一样的（图3－19）。

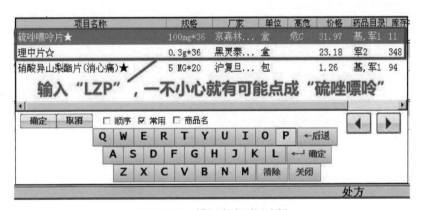

图 3－19　错误产生原因分析

在新的 PDCA 循环制定改进举措时，我们将可能造成患者损害的高危药品进行了标识，开具此类药物时，系统将弹出对话框，提醒医师注意。退一万步说，若不幸再次发生医师处方出错，只要错开的不是这些高危药品，也能将损害降到最低（图 3－20）。

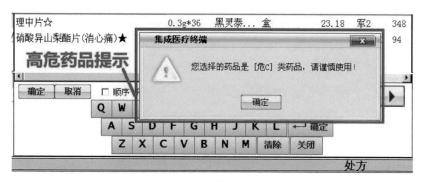

图 3‑20　错误改正后

截至目前，虽不敢 100％保证没有再出现错误的处方用药行为，但没有再收悉严重的因用药错误而导致的患者安全事件了。

以上介绍的用药错误改进案例是相对比较成功的 PDCA 实践，但面对医疗过程中存在的大批"灰犀牛"，我们往往只感叹他们的存在却未付诸行动，或者想好了解决的对策却没有坚定地走下去。虽说"谋定而后动"，万事开头难，但缺乏执行力却是持续质量改进、让 PDCA 这个环转动起来的最大阻力。"崇尚实干、狠抓落实是我反复强调的。如果不沉下心来抓落实，再好的目标，再好的蓝图，也只是镜中花、水中月"，在这里我们引用习近平总书记的这一重要批示与读者共勉。

3.3.5　品管圈、根因分析与 HFMEA

在医疗质量与患者安全的改进上，PDCA 只是一个理念，或者说只是一个指导思想，它告诉我们医疗质量和患者安全没有最好，只有更好。在追求更好的道路上，必须有一些高效的工具，才能达成不断改进的目标。当前，品管圈（quality circle control，QCC）、根因分析（root cause analysis，RCA）、医疗失效模式与效应分析（healthcare failure mode and effects analysis，HFMEA）则是最"时髦"的 3 个。

（1）品管圈：从定义上来讲，品管圈就是由相同、相近或互补性质的工作场所的人们自动自发组成的小团体（又称 QC 小组）。他们通力合作、集思广益，按照一定的活动程序来解决工作现场、管理、安全文化等方面所发生的问题。它是一种比较活泼的品管形式，目的在于提高产品质量和提高工作效率。

　　品管圈最早起源于日本。当时, 为了改善日本企业在生产效率、产品质量及现场操作等方面的状况, 日本管理学家石川馨与小柳贤一共同提出品管圈管理理念, 共同推进质量管理工作, 最终使日本企业在这些方面得到了显著提升。这一质量管理理念继承了大师戴明、裘兰的品管思想。 1963 年, 石川馨开始倡导"品管圈"活动, 到 1966 年 4 月, 日本就有超过 10 000 个品管圈。截至 1997 年, 全世界共有近 80 个国家和地区推行品管圈活动。

　　作为全面质量管理的重要工具, 这一理念之所以能在医院的土壤里蓬勃生长, 源于其打破唯领导管理和唯规制管理的禁锢, 推行全员参与、全过程控制、全要素展开的"三全管理", 不仅涉及领导层, 还与中层和一线员工密切相关。品管圈活动内容可以大到医院的宏观政策, 也可以小到护理上的操作改进。它既能够帮助医院管理层制定科学的管理方案或计划, 也能够有效帮助第一线的医务人员通过运用 PDCA 循环原理及方法掌握发现问题、分析原因、解决问题的科学手段。因此, 品管圈是持续改进医疗质量与患者安全的重要手段。

　　2010 年, 受卫生部医疗服务监管司的委托, 清华大学医院管理研究院、原清华大学医药卫生研究中心开展了"品管圈在我国医院适宜性应用研究"。该研究对近 5 万名医院管理者和一线医务人员开展了品管圈理论与实操培训。先后以海南省医疗机构、复旦大学附属中山医院、解放军总医院、北京协和医院等为重点进行全程培训和现场示范, 取得了良好效果。

　　此后, 清华大学医院管理研究院在全国发起成立了中国医院品管圈联盟, 并全面策划及主持召开了 2013 年首届全国医院品管圈大赛, 截至 2019 年, 大赛共举办了 7 届。品管圈活动的开展, 让最基层医务人员加强了对自身工作的要求, 这在协助医院达成质量目标的同时也营造了浓厚的质量氛围, 医疗质量和患者安全不再仅仅是医院管理层和科室领导的事情, 全员参与成为最重要的成功要素 (表 3 - 12)。

表 3 - 12　2019 年第七届全国医院品管圈大赛特等奖案例

郑州大学第一附属医院急诊医学部	基于区域医联体构建急危重症患者上下联动安全转运模式
河南省人民医院眼科	区域内糖尿病视网膜病变智慧健康管理模式构建

　　(2) 根因分析: 根因分析法即 RCA 法, 是一种回溯性失误分析方法, 目前被广泛用于分析医院不良事件发生原因, 提升患者安全。随着我国现行等级

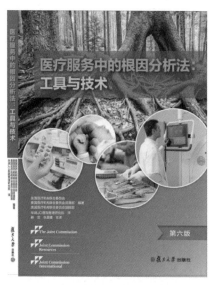

图3-21 根因分析法相关著作

医院评审实施的深入，RCA法作为一种科学的医院管理方法也在国内日渐普及。RCA法主要针对系统缺陷展开原因分析，协助医院发现不同流程、不同系统中存在的缺陷和风险，并找到其根本原因，从而弥补系统缺陷、避免不良事件再次发生、防止侥幸事件发生或变为现实（图3-21）。

对根因分析法进行介绍的书籍不少，运用根因分析法针对某个医疗安全不良事件进行分析的文献也很多，到应用层面，建议读者可参考由JCI编著、复旦大学出版社出版的专著《医疗服务中的根因分析法：工具与技术》。RCA法为何能在医疗质量和患者安全中起积极作用，书中对几个特点的描述值得学习。

1）着重分析系统和流程，而非仅仅关注个人因素：由于根因分析流程关注的是找到不良事件发生的原因，而不是追究责任，因此，分析过程中记住重点关注系统和流程，而非个人因素。这不仅能够保证工作内容清晰、明确，还能鼓励员工积极参与，坦诚分析不良事件的真正原因，得到更好的分析结果，有助于巩固机构中的安全文化。

2）可以确定在哪些方面进行重新设计能够降低风险。数据分析工具不仅能够帮助调查人员准确找到某个事件的根本原因，还能让调查人员追踪系统和流程变更发生前后的绩效，从而为调查人员提供改进计划的切入点。

3）调查与事件具体类型有关的所有方面。通过对出现的某个结果进行回溯性的根因分析，可以找出机构或设施中还有哪些地方容易出现导致事件的潜在条件。这样确定了一个有效的纠正措施后就可以在整个机构内实施。

4）确定可能降低未来发生类似事件概率的潜在流程或系统改进措施，或者在分析后判断不存在此类改进机会。根据根因分析中获得的信息，制定纠正措施方案，说明机构可以怎样降低事件复发的概率。这个方案应具有针对性，包括方案实施、合规性和保持的监控方法。数据分析和变更管理工具有助于团队采用改进措施，监控这些变更是否得到实施及是否达到期望的效果，并持续跟进确保这些变更能够持续保持。

（3）医疗失效模式与效应分析：通过对失效问题的严重程度、发生率等进行系统评估，辨别存在的患者安全风险，预先建立相关预防措施，改善工作流程，以预防不良事件的发生，提高安全指数的一种结构化的系统安全管理工具。相对于事后通报分析处理工具的根因分析法来说，HFMEA 是一种前瞻性、预见式的风险管理工具。

HFMEA 最初来源于 1949 年美国军队使用的流程改造工具——失效模式与效应分析，即 FMEA，1990 年医疗行业引入 FMEA 来改善药物管理流程，才形成 HFMEA。为预防不良事件对患者造成伤害，JCAHO 要求各医疗机构学习建立预防性的分析管理工具，不要等到不良事件发生后才进行讨论分析，故将 FMEA 引入医疗品质持续改进计划中。2001 年，JCAHO 要求各医疗机构每年至少选择一项高风险的照护流程来执行前瞻性风险评估，找到并矫正危险因素，以防范错误的发生。

既然叫作医疗失效模式与效应分析，那么必定是由失效模式分析和效应分析两部分组成的。失效模式分析是用各种方法来诊断与分析主流程或此流程发生失效的潜在原因，找出哪里会出错。效应分析，评估每一个失效可能产生的效应，并采取矫正措施，降低、消除失效概率或者减少损害。

潜在失效模式和潜在失效后果是 FMEA 包含的两个最重要的项目。潜在失效原因是指当前现有的流程中每一个节点可能存在差错的地方，这些差错包括人为因素的差错、因设备问题出现的差错、信息沟通不对称出现的差错、制度规章不完善出现的差错，以及其他因素造成的差错，对这些因素造成的差错进行分析，将导致现有的流程不能达到原先预想得到的结果。潜在失效后果是指在当前现有的流程下，潜在失效模式确实发生后会产生怎样的后果，会对整个流程或者流程中涉及的相关人员、相关事件产生怎样的影响。

进行 HFMEA 分析是一个需要反复评估和持续改进的过程，因为它的关注点是"事前预防（before the event）"而不是"事后纠正（after the fact）"，所以与根因分析法类似，它针对系统或产品、流程的缺陷而不是个人的失误，为持续质量改进提供依据。FMEA 的实施由 5 个主要步骤来实现：①确定进行研究的中心主题；②组建一个有权威性和代表性的专家团队；③绘制程序流程图；④计算风险危急值（RPN）；⑤重新设计程序流程，制定并执行改善措施，评价实施的效果。

"工欲善其事，必先利其器"，面对身边潜在的"黑天鹅"与"灰犀牛",我们只有运用先进的工具才能准确识别和应对。对管理者而言,运用先进的工具管理质量和患者安全,不管从效率上还是从公信力上来说,都更为急迫。当然,重在持之以恒。

3.3.6 让支付方式改革成为推动质量改进的重要杠杆

本着"低水平、广覆盖、保基本"的原则,我国在短短十几年内建立了全民医保制度,对于缓解"看病难、看病贵,因病致贫、因病返贫"问题起到了重要作用,我国 HAQ 指数提升到了全球第 48 位。但与此同时,由于医疗卫生支出逐年加速增长,医保基金收支不平衡情况加剧,尤其是伴随着人口老龄化加速及慢性疾病谱的变化,部分地区医保基金面临较大穿底风险。国家医保局成立以来,通过抗癌药国家谈判、全国范围内打击骗保、"4+7"带量采购这"三把火",降低了医保基金运营风险,但这仍不是长久之计。

由于我国长期采取按医疗服务项目付费的方式,医疗机构按服务单项收取费用,医疗总费用越高获得的医保补偿就越多,医保基金对此缺乏相应的约束机制,这种"多服务多得"的付费方式加剧了医保资金的吃紧。因此,医保费用控制的关键在于付费方式。尽管国家加快了医保支付方式改革的步伐,按人头付费、临床路径、医保总额付费等改革的举措很多,但都没有最终落地。直到最近,国家强力推动 DRG 付费,才似乎终于定下了方向。

2017 年 6 月,国务院办公厅发布《关于进一步完善基本医疗保险付费方式改革的指导意见》,明确到 2020 年实现以病种付费为主的复合付费方式,按项目付费明显减少,并在深圳市、克拉玛依市、三明市,以及福建医科大学附属协和医院、福州市第一医院和厦门市第一医院等公立医院同步疾病诊断相关分组开展 DRG 试点。

(1)什么是 DRG? DRG(diagnosis related groups)全称是按疾病诊断相关分组,是根据住院患者病情的严重程度、治疗方法的复杂程度、医疗资源成本消耗程度,结合患者年龄、合并症、并发症、住院转归等因素,将患者分为"若干"的"疾病诊断相关组",以组为单位打包确立价格、收费、医保付费标准等。自 1983 年美国 Medicare 将 470 组 DRG 应用于付费以来,陆续被部分欧洲国家、澳大利亚及部分亚洲国家引进。目前,全世界响应 DRG 的国家接近 40 个。2019 年 5 月 20 日,国家医保局召开 DRG 付费国家试点工作启动会,青岛、合肥、昆明、金华等 30 多个城市进一步进入 DRG 付费试点,DRG

付费已"箭在弦上"。

（2）关医疗质量什么事儿？从正向来看，质量改进可以转化为节省医疗费用，这一点是被普遍认同的。越来越多的证据表明，质量低下的代价是昂贵的。首先，与质量有关的问题可能导致浪费。例如，当诊疗过程中的一个步骤失败时，必须重复治疗（如重新进行放射检查），或者需要额外的资源来修复失败的过程（如治疗可避免的并发症）。第二，与质量相关的问题可能导致效率低下，就像两个相似的诊疗过程可以产生相同的结果，但因为其中一个方案出了质量问题，而不得不选择成本更高的替代方案，这将使用更多的资源，因此导致成本增加。有研究表明，在评估成本而非结果的环境中，因质量而导致的浪费占所有医院成本的 25％～40％。

而反过来看，改革支付方式，不仅可以节省费用，同时也可以成为推动质量改进的重要杠杆。

1）避免"鞭打快牛"：整体技术难度指标（CMI 值）是 DRG 系统的重要维度，可以方便地衡量医疗护理的复杂程度并估测相对成本，CMI 越高，疑难和复杂程度就越高。传统的医院绩效分配方式大多遵循多劳多得的理念，医疗服务提供越多，收益越多。然而，这些医疗服务可能存在简单重复劳动，另一面，做得越多、越难的医师出现医疗缺陷的风险也相对较高，传统的千分制考评难免存在"鞭打快牛"的情况，临床医师不愿向疑难危重病例或者技术难区深入探索。

通过引入 CMI 的理念，医院与医院之间、科室与科室之间、主诊组与主诊组之间有了可比性。比如，谁收治的患者治疗难度大？医院通过 CMI 调节绩效杠杆，引导临床做大手术、做高危手术、收高危患者，这也是大医院的职责所在。

2）质量的好坏决定医保补助的多少：DRG 既然作为一种付费方式被应用，在促进医疗质量提升上，最直接有效的杀手锏就是将质量与付费挂钩。即以服务质量作为付费的最重要指标，取消医疗质量低下仍要付费的政策，通俗一点表述，服务质量好就付，诊疗疾病疑难就多付，质量低下就不付，这就像紧箍咒一样，约束着各个医疗机构。

DRG 中体现医疗服务质量的最重要的两大指标是"住院并发症"和"再入院事件"。"住院并发症"主要指可预防的并发症，即由医疗或治疗过程导致的有害事件或不良后果，治疗过程中的偶发性撕裂伤、医院获得性肺炎等潜在疾病的自然发生并不算在内。在运用 DRG 较早的美国，联邦医疗保险暨补助服务中心（CMS）对可预防和不可预防的并发症进行了明确界定。2005 年的《预算赤字削减法案》要求 CMS 不再允许某些不可预防并发症影响 DRG 分配和支付。对于可预防的并发症，CMS 根据疾病的严重程度、既往发生率、发生风险来评价某一医疗机构的工作质量，并作为支付的重要依据，从 2008 年起停止了对某些医院获得性损害（压力性损伤、医院跌倒和感染等）的医疗补助（表 3-13）。

表 3-13　CMS 制定的 35 个最重要的可预防的并发症

类　型	项　目
非常严重的并发症	● 非常严重的 CNS 并发症 ● 急性肺部水肿和呼吸衰竭 ● 休克 ● 心室纤维颤动、心脏停止跳动 ● 肾衰竭，需透析 ● 术后呼吸衰竭，需要器官切开
心血管-呼吸系统并发症	● 中风和颅内出血 ● 肺炎、肺部感染 ● 吸入性肺炎 ● 肺动脉栓塞 ● 充血性心力衰竭 ● 急性心肌梗死 ● 除深部静脉血栓形成外的外周血管并发症 ● 静脉血栓
主要的术后并发症	● 术后创口感染和创口裂开，需要进行治疗 ● 手术部位重新开口或修补 ● 术后出血和血肿，需要进行出血控制或 I&D 程序 ● 开刀过程中意外刺穿或撕裂 ● 术后遗留异物或手术操作不恰当
消化系统并发症	● 主要的消化道（GI）并发症，需要输血 ● 主要的肝脏并发症
感染并发症	● 艰难梭菌膀胱三角区炎 ● 尿路感染 ● 败血症或严重感染
器械、移植物等主要并发症	● 医源性气胸 ● 设备、移植物机械性并发症 ● 感染、发炎等，其他设备部件和移植物，血管感染除外 ● 中心静脉和其他血管导管及设备并发症

续 表

类 型	项 目
主要产科并发症	● 分娩出血，需要输血 ● 分娩撕裂和其他创伤，不需要使用器械 ● 分娩撕裂和其他创伤，需要使用器械
其他医疗和手术并发症	● 出血后和其他急性贫血，需要输血 ● 压疮 ● 脑病

"再入院事件"是另一个重要评价维度，当然，主要指可预防的再入院，指在规定的时间间隔内，由于医疗流程缺陷或缺少出院后跟踪而返回医院（如手术创面感染再入院），有计划的再入院或出院后因无关事件返回医院并不在DRG考量范围之内。和可预防并发症理念一致，在排除不可预防的再入院因素后，CMS将会根据既往情况，计算不同程度疾病面临的再入院风险，并明确相应的再入院时间（7、15或者30天），作为支付依据。

3）国家控费用，医疗机构抓质量：因为DRG秉持"服务质量好就付，诊疗疾病疑难就多付，质量低下就不付"的原则，医疗机构面临巨大的压力，传统的"不管质量高低，只要多劳就会多得"的情况将一去不复返。因为DRG诊断组设定时将会考虑疾病风险，所以大可不必担心"万一患者治疗效果不好该怎么办"，因为系统关心的是可预防的并发症、可预防的再次住院事件等指标。

当然，DRG是一种工具，效果怎么样取决于使用者的智慧。从国外经验来看，高编码、分解住院、选择患者等都是不可回避的问题，但相信管理者应该也能够解决，不然哪来的持续改进呢？

175

参 考 文 献

［1］ 澳门镜湖医院医务部. 运用医疗质量指标体系提高医疗品质之初探和实践——IQIP 简介及 KWQIP 现状 ［J］. 华夏医药，2005，9（6）：3.

［2］ 本刊编辑部，HALL L H，JOHNSON J，等. British Journal of General Practice 论文摘要汇编——英国初级保健中全科医生健康状况及职业倦怠与患者安全的关系：一项横断面调查 ［J］. 中国全科医学，2019，22（27）：1

［3］ 杜亚玲，刘梦明，邓玉宏，等. 国内综合医院医疗质量关键指标与 IQIP 的对比研究 ［J］. 农垦医学，2016，38（4）：359 - 362.

［4］ 弗雷德 L. 布朗：对领导人的挑战，开创患者安全的组织文化 ［J］. 当代医学，2007，（10）：53.

［5］ 胡毅坚，朱素燕，徐萍，等. 住院患者可防范药物不良事件发生的原因及防范对策探讨 ［D］. 中国药物滥用防治杂志，2010，16（1）：48 - 50.

［6］ 卢长伟，张宏雁，吴昊，等. 提升科级质量管理效能 打造研究型医院质量内核 ［D］，2012，32（2）：44 - 45.

［7］ 马谢民，国际医疗质量指标体系及其特点 ［J］. 中国医院管理，2007，27（11）：22 - 24.

［8］ 钟其祥，高森永，白璐，等. 台湾地区住院医疗疏失案件流行病学分析：以 2007 年为例 ［J］. 医管期刊，2010，11（3）：55 - 72.

［9］ 田珺，彭小玉，黄凤毛. 改良早期预警评分联合 ISBAR 沟通模式对提升呼吸内科护理质量的应用研究 ［J］. 上海护理，2019，19（3）：51 - 53.

［10］ 吴国松,毛静馥,杨凤娟,等. 医疗质量模型及其评价指标体系 ［J］. 解放军医院管理杂志，2018，25（2）：137-140.

［11］ 杨静雯,冯志仙. 早期预警评分的研究进展 ［J］. 中国护理管理，2015，15（5）：629-632.

［12］ 赵明钢,梁铭会,俞汝龙,等. 中国医疗质量评价指标体系——CHQIS医疗质量评价指标体系的设计与实现 ［J］. 中国医院，13（4）：1-4.

［13］ BAPOJE S R，GAUDIANI J L，NARAYANAN V，et al. Unplanned transfers to a medical intensive care unit：causes and relationship to preventable errors in care ［J］. J Hospital Med，2011，6（2）：68-72.

［14］ BING-HUA，Y. U. Delayed admission to intensive care unit for critically surgical patients is associated with increased mortality ［J］. Am J Surgery，2014，208（2）：268-274.

［15］ BOERMA L M，REIJNERS E P J，HESSELS R A P A，et al. Risk factors for unplanned transfer to the intensive care unit after emergency department admission ［J］. Am J Emerg Med，2017，3（19）：1154-1158.

［16］ BROWN F L. 对领导人的挑战:创建患者安全的组织文化 ［J］. 中国医院，2007，11（11）：9-11.

［17］ CHURPEK M M，WENDLANDT B，ZADRAVECZ F J，et al. Association between intensive care unit transfer delay and hospital mortality：A multicenter investigation ［J］. J Hospital Med，2016，11（11）：757-762.

［18］ JOHNSON D W，SCHMIDT U H，BITTNER E A，et al. Delay of transfer from the intensive care unit：A prospective observational study of incidence，causes，and financial impact ［J］. Critical Care，2013，17（4）：R128.

［19］ KABOLI P J，ROSENTHAL G E. Delays in transfer to the ICU：A preventable adverse event ［J］. J General Int Med，2003，18（2）：155-156.

［20］ GBD 2016 Healthcare Access and Quality Collaborators. Measuring performance on the Healthcare Access and Quality Index for 195 countries and territories and selected subnational locations: a systematic analysis from the Global Burden of Disease Study 2016 [J]. Lancet, 391 (10136): 2236 - 2271.

[21] MOHAMMED K, NOLAN M B, RAJJO T, et al. Creating a patient-centered health care delivery system: a systematic review of health care quality from the patient perspective [J]. Am J Med Quality, 2014, 31 (1): 12 - 21.

[22] RAMA-MACEIRAS P, REY-RILO T, MORENO-LOPEZ E, et al. Unplanned surgical reoperations in a tertiary hospital: perioperative mortality and associated risk factors [J]. Euro J Anaesthesiol, 2011, 28 (1): 10 - 15.

[23] SHILOH A L, ARI EISEN L, SAVEL R H. The unplanned intensive care unit admission [J]. J Critical Care, 2015, 30 (2): 419 - 420.

[24] THIELS C A, LAL T M, NIENOW J M, et al. Surgical never events and contributing human factors [J]. Surgery, 2015, 158 (2): 515 - 521.

[25] WILLIAMS T, LESLIE G. Delayed discharges from an adult intensive care unit [J]. Australian Health Review A Publication of the Australian Hospital Association, 2004, 28 (1): 87 - 96.